1万人の耳の悩みを解決した
医師が教える

耳鳴りと難聴のリセット法

木村至信
耳の名医

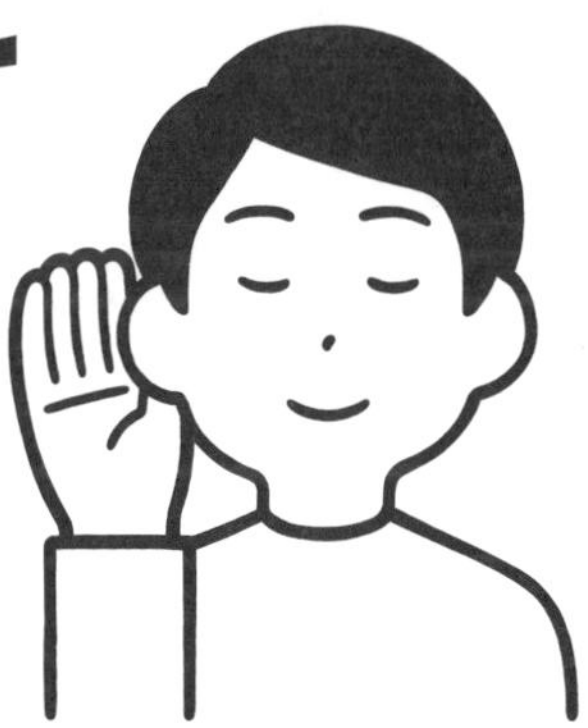

アスコム

この本は、耳の悩みを
解決・改善するための1冊です。

- 「耳鳴り」がよくある
- 聞こえにくくなった
- 「難聴」と診断された

こんな方は、ぜひお読みください。

また、

● イヤホンをよくしている
● 仕事柄、大きな音に囲まれている

そんな方にも、ぜひ読んでもらいたいと思います。

これまで、のべ約1万人の耳を改善してきた方法をご紹介します。

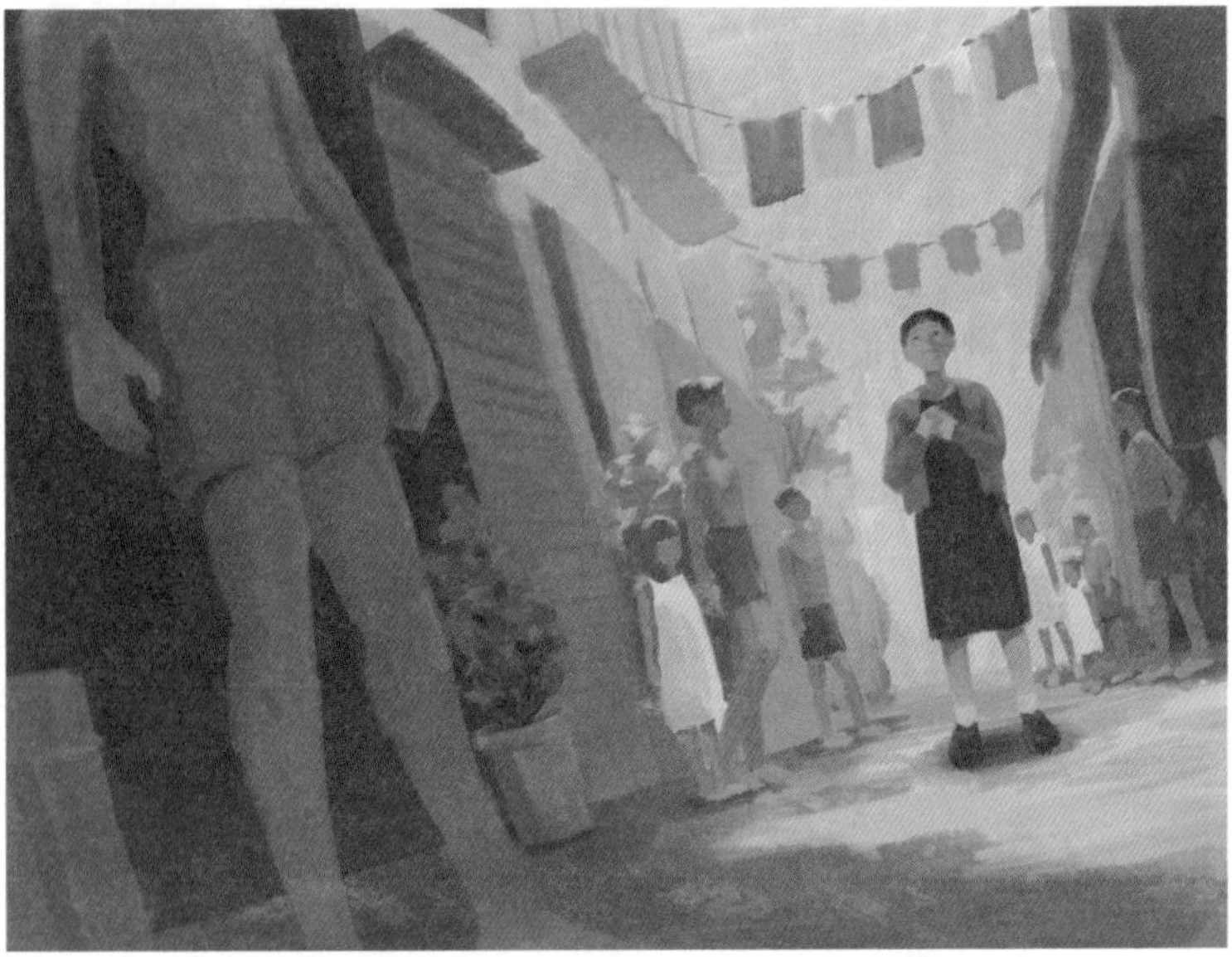

突然ですが、このイラストが何を表しているかわかりますか？

これは、だんだん耳が聞こえなくなってきた方の世界です。

聞こえなくなると、慣れ親しんできた暮らしでも、ひとりぼっちで生きているような孤独に陥ります。

耳は20代から衰え始めます。

徐々に耳鳴りが始まって、50代から「聞こえにくい」と自覚する人が急増します。75歳以上の約半数が難聴に悩んでいます。

ところが、大半の方が、

「それほど困っているわけではない」

「どうせ病院に行ってもよくならない」

「補聴器するしかないんでしょ」

と、ほったらかしにしています。

ほったらかしはＮＧです。
どうせ治らないとあきらめないでください。
我慢しないでください。

耳鳴りも難聴も改善できます！

この本に書かれたことを実行すれば、
聞こえ方が変わる可能性が十分あります。
そして、耳の衰えを防ぐこともできます。

実際に、60代、70代、80代の難聴世代も
40代、50代の予備軍も
90代の私の母も
みんな(※)この本のリセット法で聞こえやすくなっています。

※当院に通ってくださる患者さんのうち、のべ約1万人による検証

私は不思議でなりません——。
みなさん、せっせと歯磨きをして歯を大事にしています。
女性はスキンケアを怠らず、老化を食い止めようとがんばります。
なのに、耳のことには無頓着なのはなぜでしょう？

まず、耳の老化は耳の問題だけじゃないことを知ってください。

これは、
軽い難聴の人の世界です。

「この人の話し方はわかりにくい」
「この店は騒がしくて、
ろくに会話もできない」
「このスマホ、
最近、音が劣化した」
などと感じることは
ありませんか？
それは相手やスマホのせいではなく、

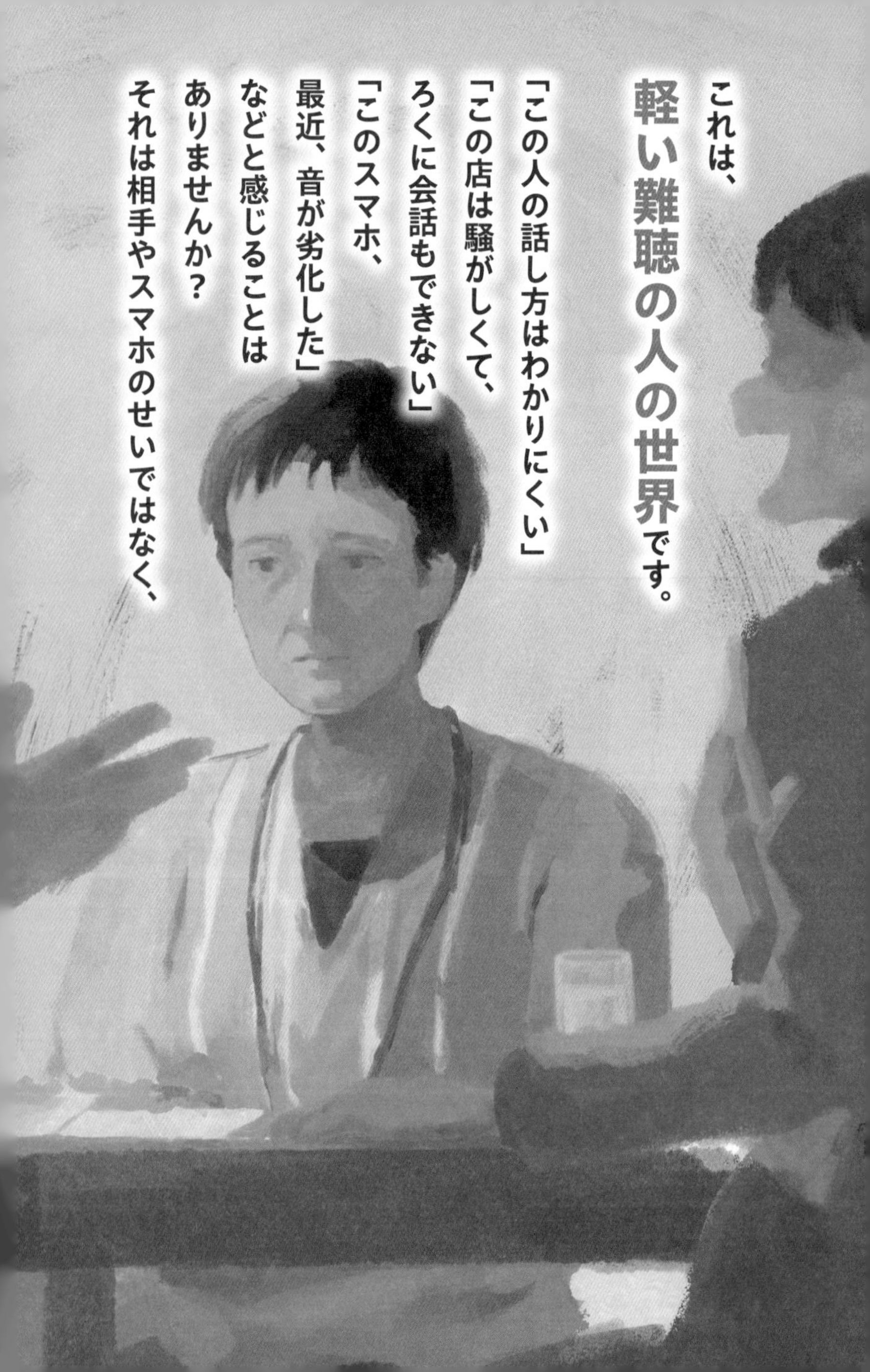

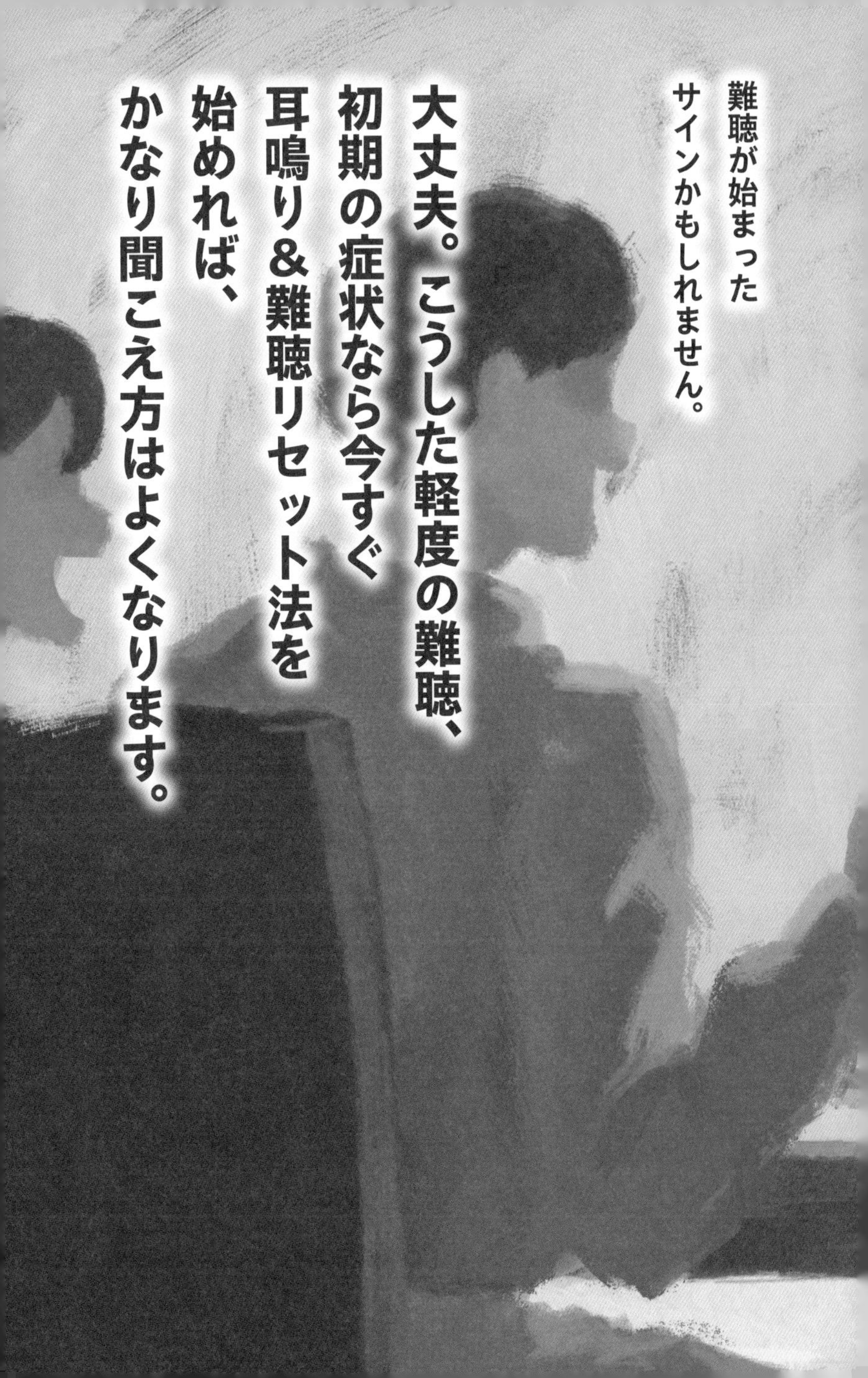

難聴が始まった
サインかもしれません。

大丈夫。こうした軽度の難聴、
初期の症状なら今すぐ
耳鳴り＆難聴リセット法を
始めれば、
かなり聞こえ方はよくなります。

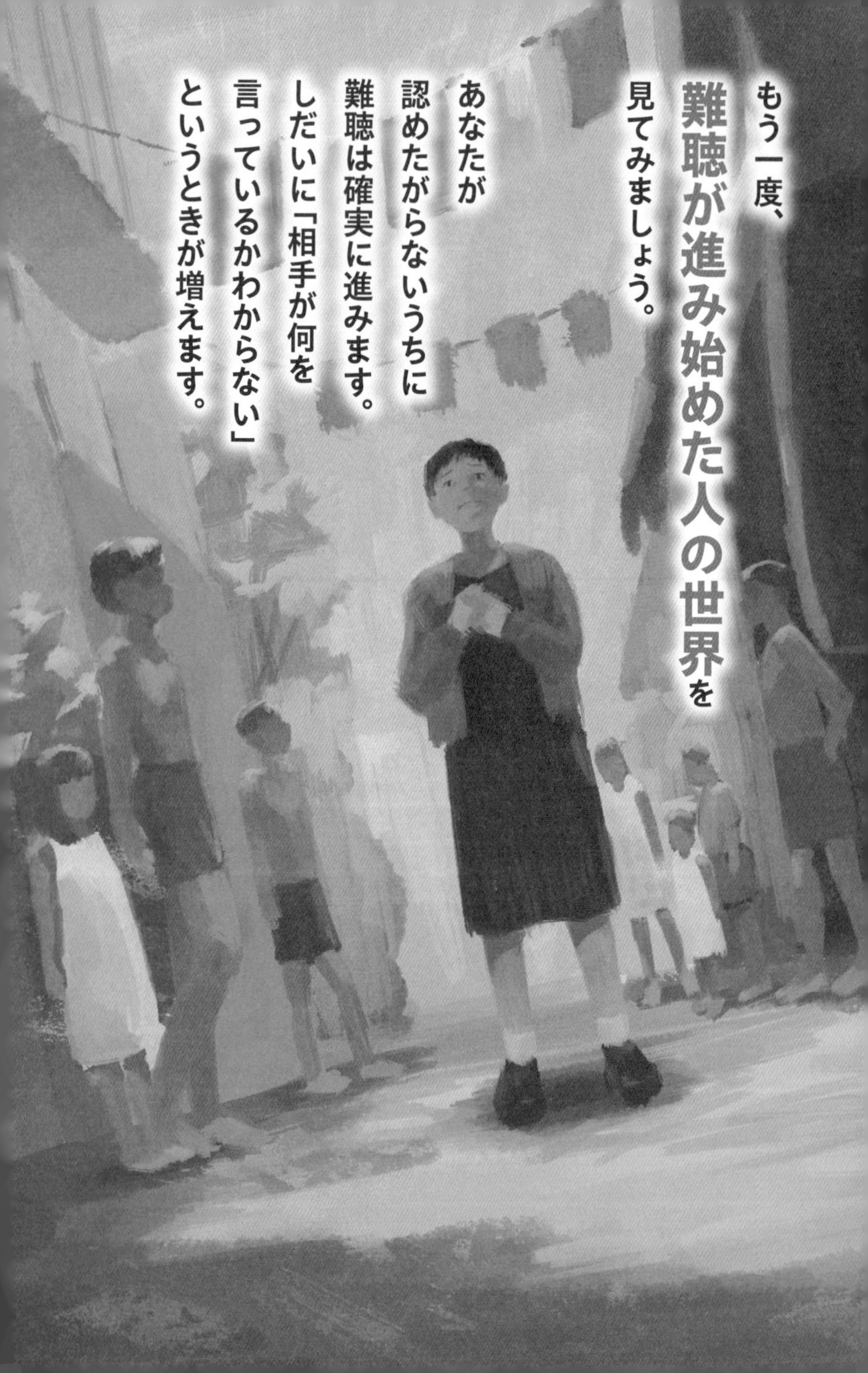

もう一度、
難聴が進み始めた人の世界を
見てみましょう。

あなたが
認めたがらないうちに
難聴は確実に進みます。
しだいに「相手が何を
言っているかわからない」
というときが増えます。

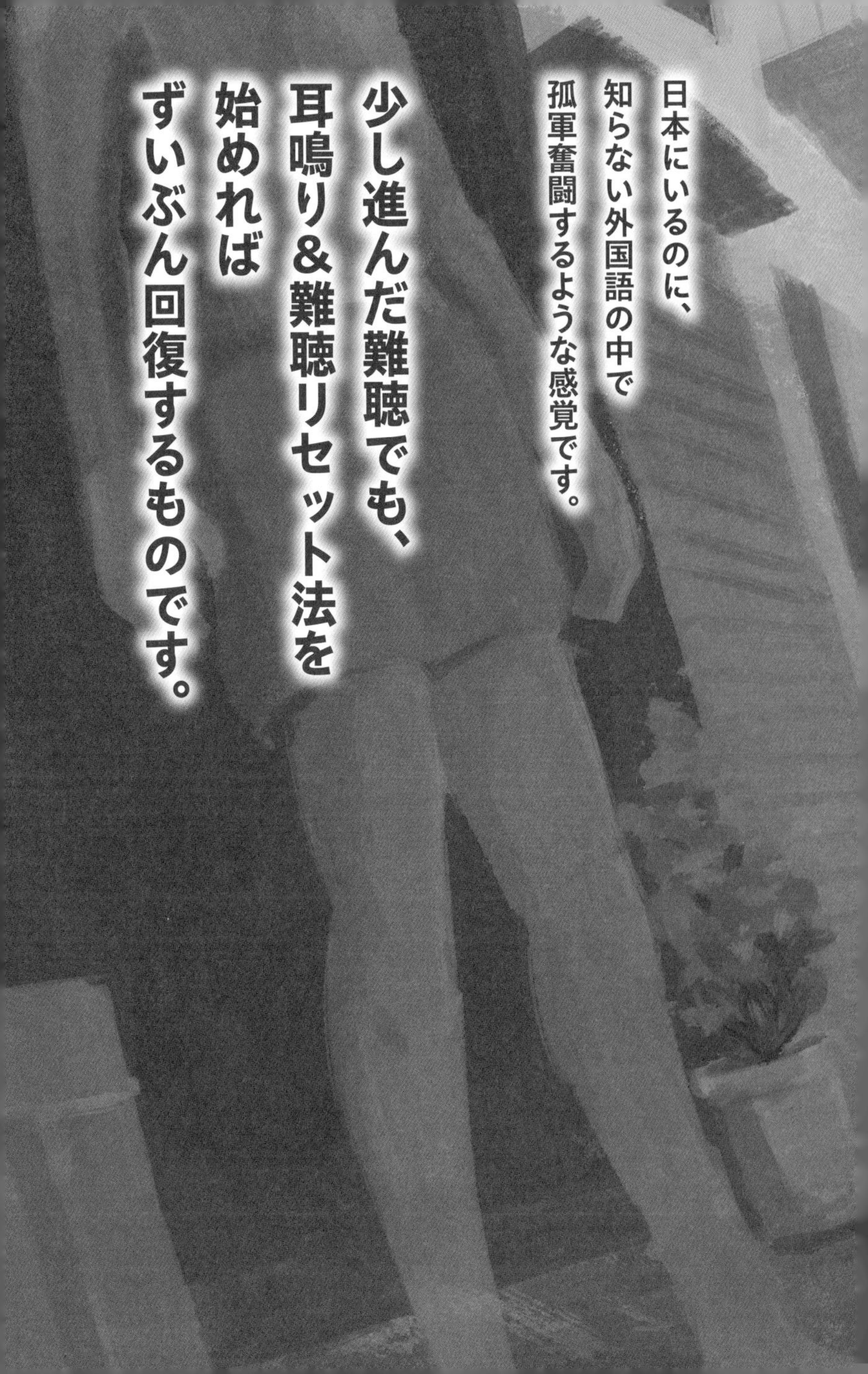
日本にいるのに、
知らない外国語の中で
孤軍奮闘するような感覚です。
少し進んだ難聴でも、
耳鳴り&難聴リセット法を
始めれば
ずいぶん回復するものです。

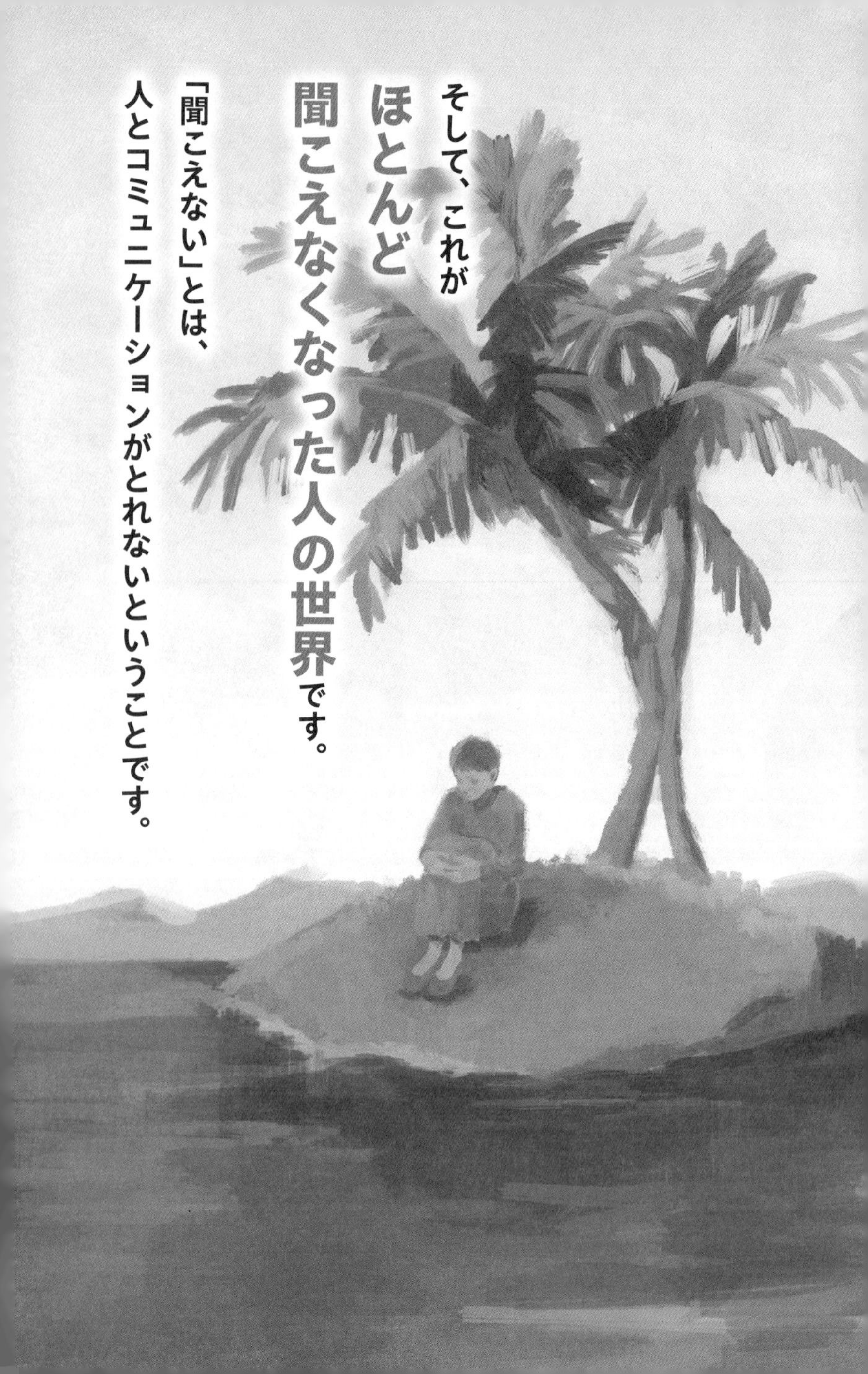

そして、これが
ほとんど
聞こえなくなった人の世界です。

「聞こえない」とは、
人とコミュニケーションがとれないということです。

みんなといても、
たった一人で孤島に流されたような感覚です。
小鳥のさえずりや緑を揺らす風の音に
癒されることもなくなります。
外からの刺激がなくなると、脳はあっという間に衰えます。
耳の問題は、うつの症状や認知症にも直結しているのです。

あきらめてはいけません。
耳鳴り＆難聴リセット法で、
難聴の進行は抑えられます。

これが、完全に聞こえなくなった人の世界です。

自転車のベルも、
車のクラクションも聞こえません。
家にいれば安全かというと、
鍋がぐつぐつ沸く音も、
フライパンの油が
バチバチはぜる音も聞こえず、
やけどや火災の危険と常に背中合わせです。
安全なはずの毎日が、
常に危険地域となるのです。

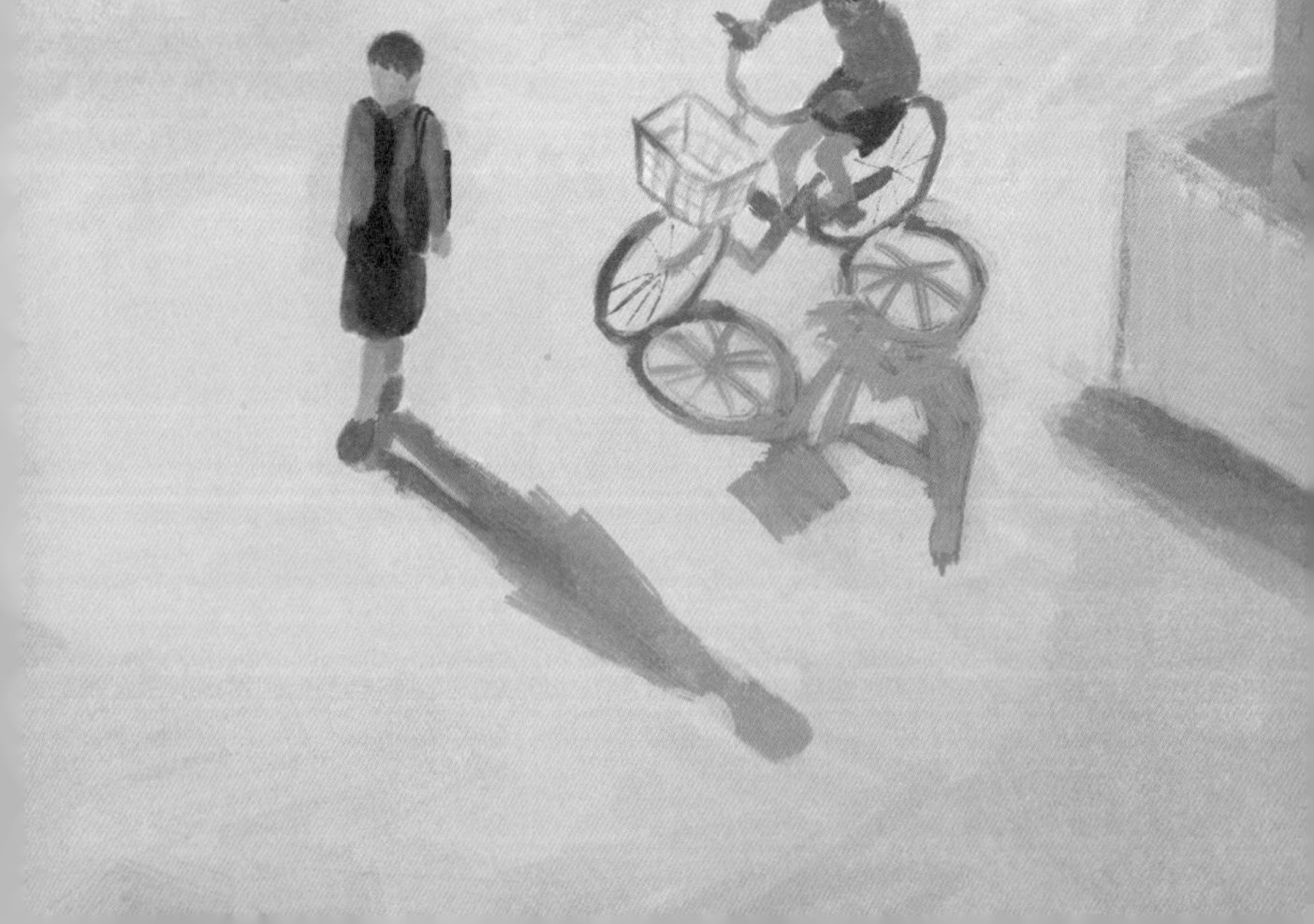

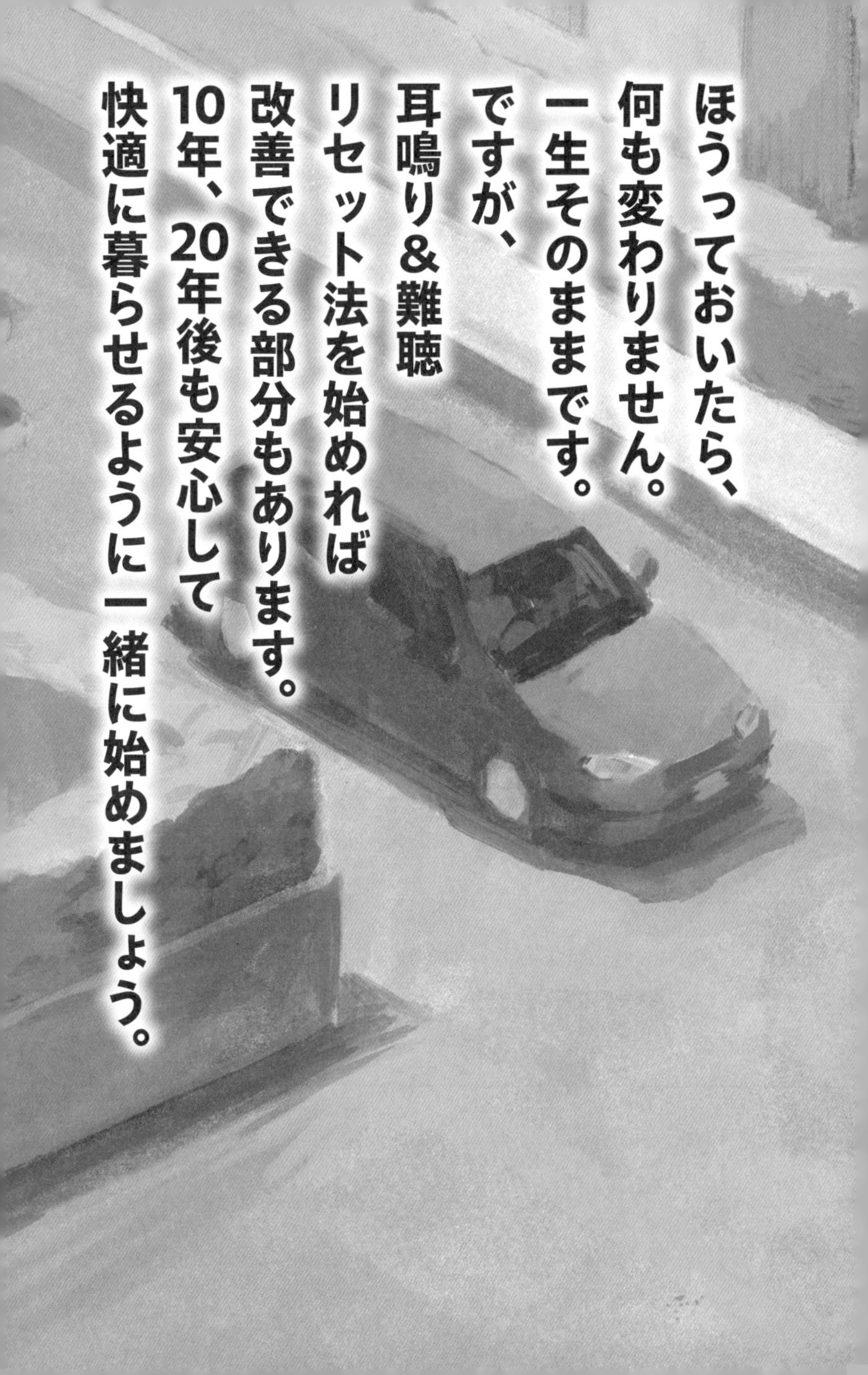
ほうっておいたら、
何も変わりません。
一生そのままです。
ですが、
耳鳴り＆難聴
リセット法を始めれば
改善できる部分もあります。
10年、20年後も安心して
快適に暮らせるように一緒に始めましょう。

このように
「聞こえにくい」
「聞こえない」という、
ただそれだけのことが
快適で、安全で、
楽しいはずの
日常生活を
奪ってしまいます。

自信が失われ、
自分らしさが消え去り、
やがて

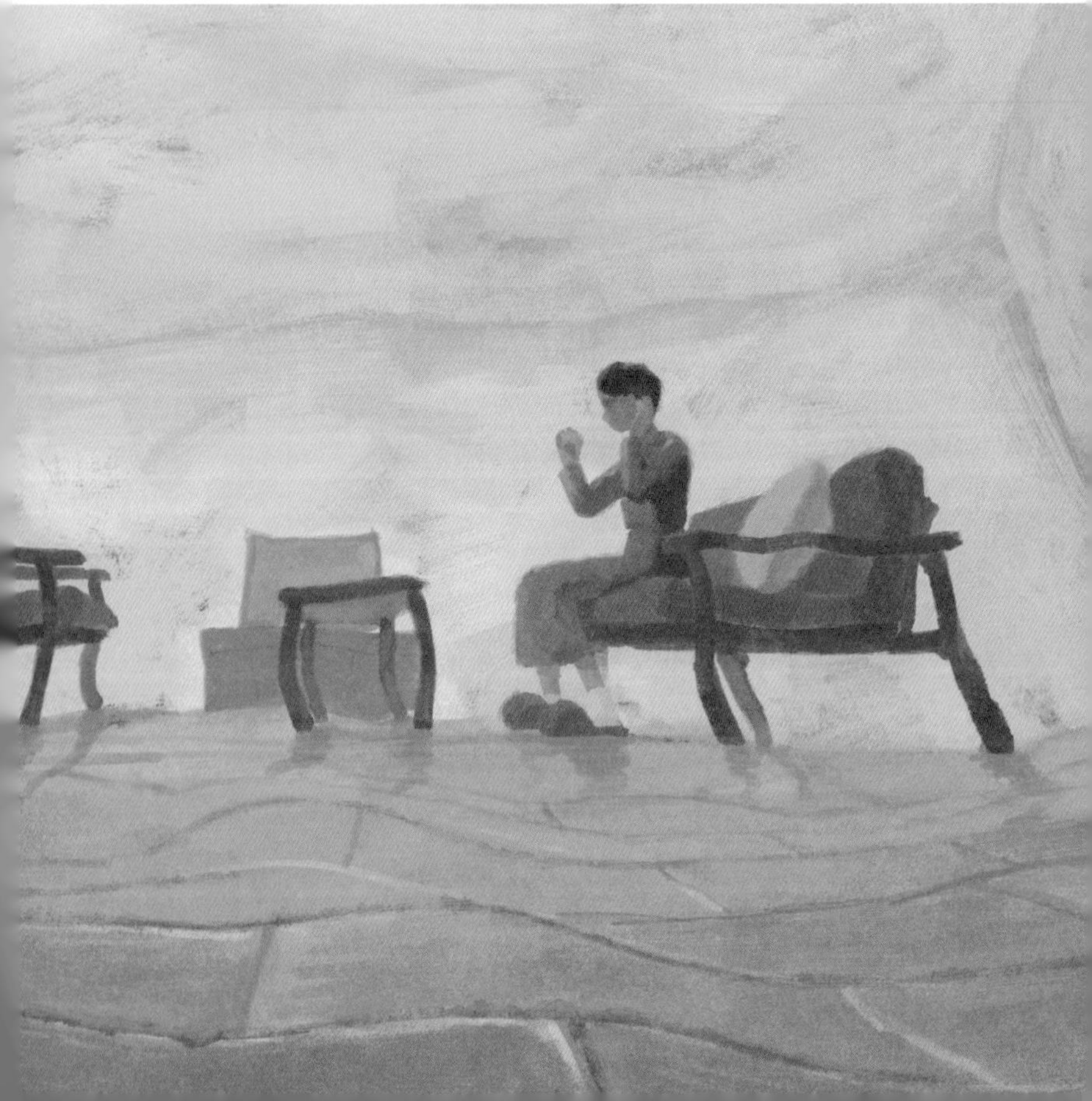

うつ状態を招いて、
認知症の
引き金になります。

がんばって生きてきた結果が
こんな毎日なのか……

耳のせいでそんなふうに
思ってほしくありません！

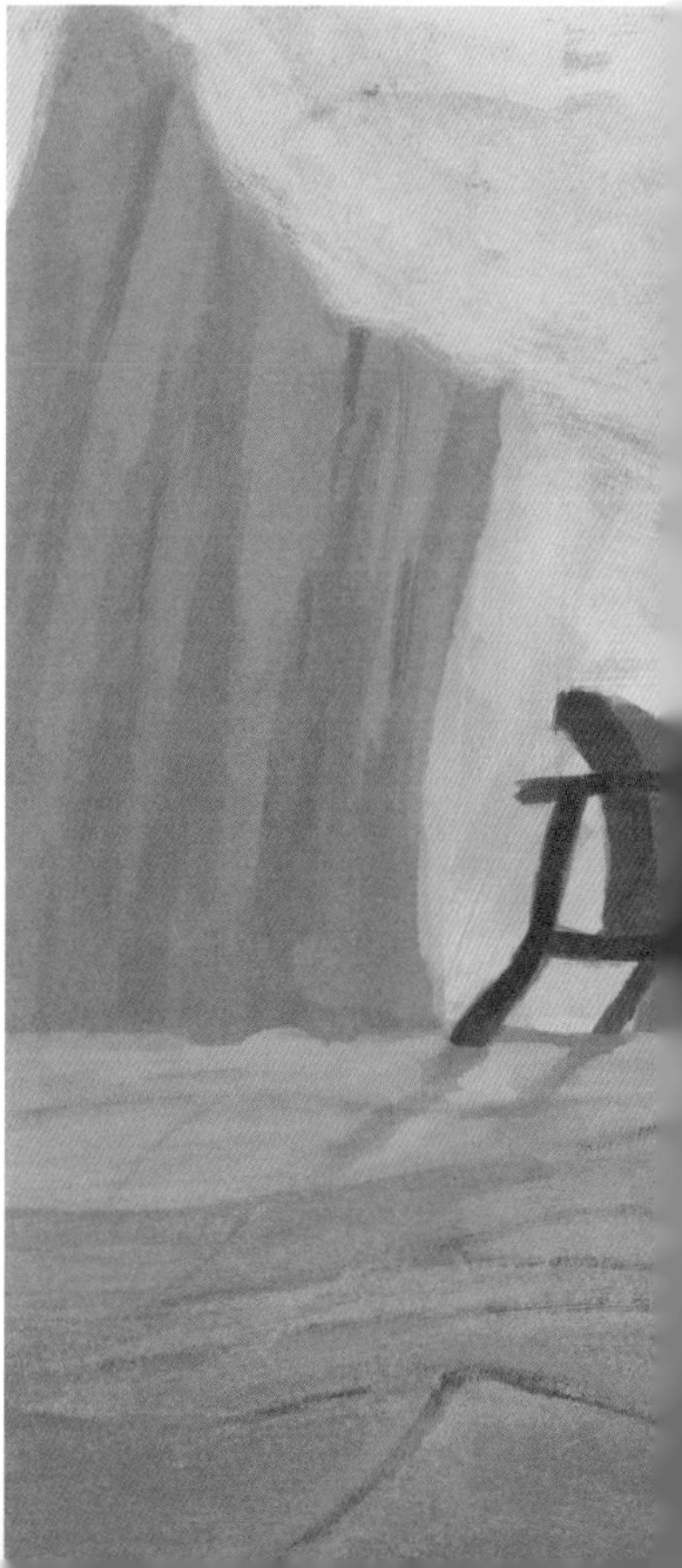

日本人の「平均寿命」は男性81・05歳、女性87・09歳です。
ですが、「私が関わった方には100歳以上生きていただく」。
これが私のモットーです。
さらに、ただ生きるのでなく、自分らしくいられる
「自分寿命」を伸ばすことを目指しています。

誰かと話をする、いろいろな人と関わる。
そういったコミュニケーションがあるから人生には彩りがあります。
聞こえ方の改善は、自分らしく楽しく生きる
「自分寿命」を伸ばします。

「だけど、別の病院で耳鳴りも難聴も治らないと言われた……」

その〝治らない〟という言葉には、もう少し説明が必要です。

確かに、加齢によって生じた難聴が100％もとの状態に戻ることはありません。

顔のシワが完全になくならないのと同じです。

ですが、シワがあっても素敵に見える方はたくさんいます。

同様に、「しかたがないこと」と「改善できること」をはっきりさせて「改善できること」に取り組めば、30％、50％、70％と聴力は向上します。

字幕がなければドラマが見られなかった62歳女性

たった3週間の耳鳴り&難聴リセット法で

字幕なしでドラマが見られるように

テレビの音量の数字が36↓28へ。認知症予防のため字幕は出したままですが、家族と一緒にテレビが見られる音量になりました。

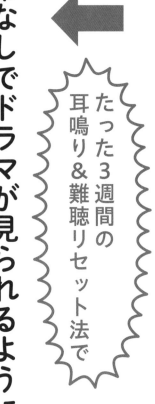

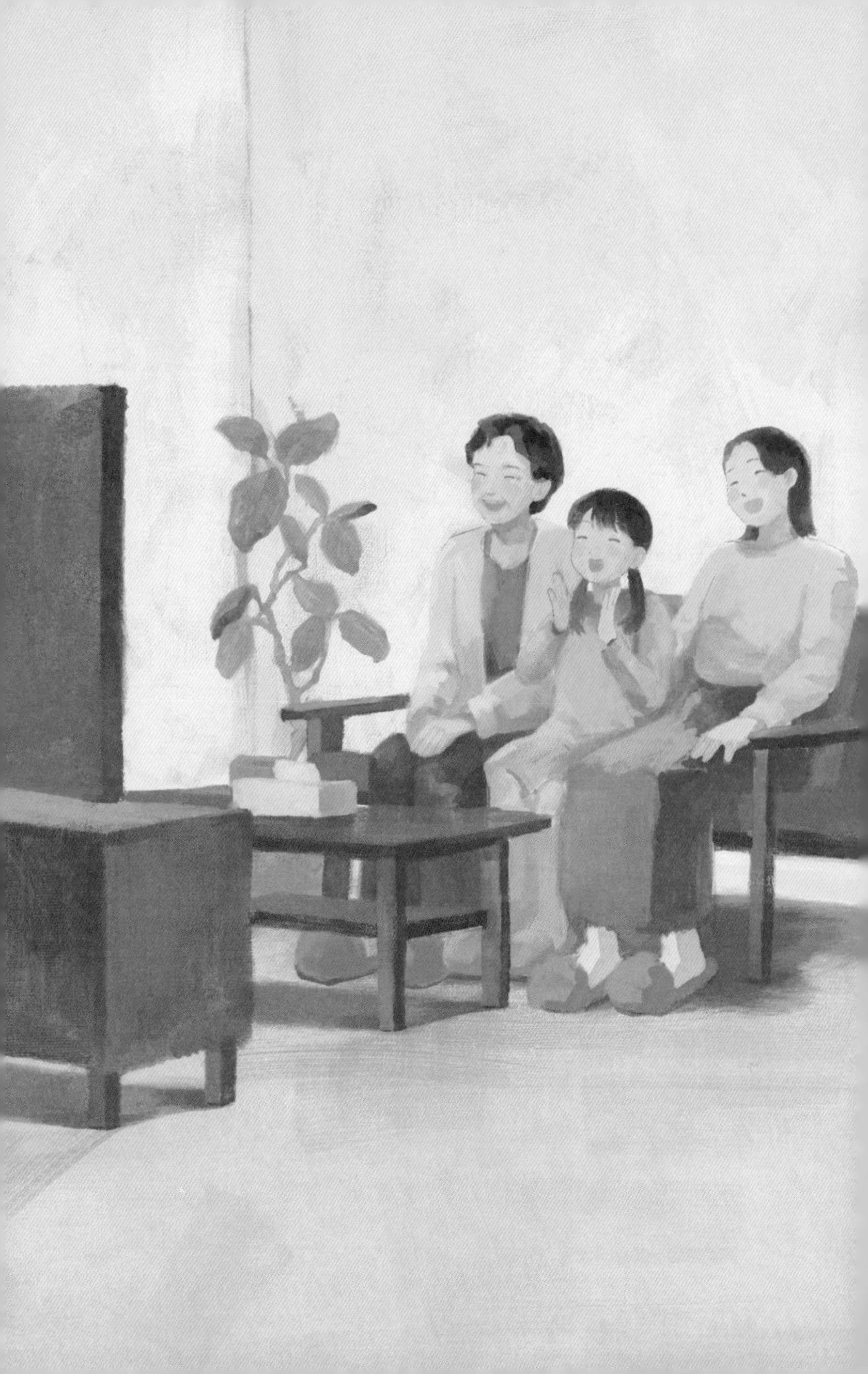

難聴がひどくて外来でもまったく話さず、うつ気味だった77歳男性

3カ月の耳鳴り&難聴リセット法で

笑顔で話しかけてくるように

聞こえは改善することが身をもってわかってからがぜん、やる気を出し、楽しそうにセルフケアを続けています。

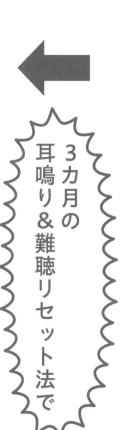

若いときから耳鳴りがひどく
難聴が進行していた50歳女性

2カ月の
耳鳴り＆難聴リセット法で

耳鳴りがほとんど消えた！

聴力も大幅に改善。
「これからも大好きな仕事を思いっきり続けられる」と喜んでいます。

耳が遠くなった人は読んでください

私は、「三度の飯より耳が好き」な耳鼻咽喉科のドクターです。難聴遺伝子、遺伝子解析研究のスペシャリストとして厚生省（現・厚生労働省）の難聴遺伝子研究員にもなり、アメリカの大学病院にも勤務しました。また、バンドのボーカルでもあります。つまり、「耳と音の専門家」なのです。

この本は、20年以上の診療経験を積み、のべ約1万人の耳を改善してきた私が提案する、簡単で効果的な「耳の取扱説明書」であり、「耳鳴りと難聴を改善する本」です。

「耳鳴りがつらい」「耳が遠くなった気がする」「人の話が聞き取れない」という方は、ぜひ読んでください。あなたの耳鳴りと難聴はきっと改善します。

イヤホンをよく着けている人に今のうちに知っておいてほしいことがあります

「まだ若いからピンとこない」

「耳が遠くなったら、対策します」

「将来は補聴器ももっとよくなるだろうし、その時はその時」

と思っている人も、難聴になる前に、ぜひこのリセット法をやってください。

どんな人でも、歳をとれば必ず耳も老化します。ためしに、耳栓を着けて1時間過ごしてみてください。その不便さ、不快さが少しはわかるかもしれません。それが将来のあなたの耳、あなたの生活です。

それでも**耳が遠くなる前にこのリセット法を始めれば、難聴が始まるのを遅らせ、始まってから進むスピードを緩めることができます。**

特に今、耳を酷使している人は、ぜひやってください。「耳を酷使している」という自覚はないかもしれませんが、リモート会議に参加するために、あるいは音楽を聴くために、イヤホンを長時間着けっぱなしにしている人は、耳を疲れさせています。**早い段階で耳鳴りや難聴になる可能性が高いのです。**

「補聴器をすればいい」などと軽く考えてはいけません。私は医師として、どうしても聞こえないところを補聴器で補うことをむしろ勧めていますが、できることなら使わないに越したことはないのです。

補聴器は便利なものですが、不快なことも多いのです。ミュージシャンが着ける「イヤーモニター」というものは補聴器に近いのですが、これについてマイケル・ジャクソンが映画『THIS IS IT』の中で「イヤーモニターのせいで、耳にゲンコツを入れられているようだ」という内容のことを語っています。

イヤーモニターや補聴器を使うと、音が「入ってくる」というよりも、音を「突っ込まれている」ような圧迫感があります。必要な高さの音を必要なだけ入れるという便利な機能がありますが、聞こえてくる音は抑揚がなく平べったくなっています。そういう音が耳にぐっと突っ込まれるので、圧迫感や違和感があり、自然に聞こえません。まるで健康な目の人が乱視の眼鏡をかけたような感覚でしょう。できれば使わずにすむほうがいいと思いませんか。

耳が悪くなる前に、ぜひリセット法をやってみてください。将来、やってよかった、と必ず思うはずです。

もし、これを読んで「耳が悪くなったおばあちゃんに教えてあげよう」と思ったら、ぜひ一緒にやってください。ファミリー体操だと思って**一緒にやれば、若い人には難聴の予防に、高齢の人には進行を遅らせる効果があります。**

子どもでも、やって損はありません。

特に**小さな子は、リセット法で紹介する「アオアオ発声法」や「あくび耳抜き法」がとても大事**です。小さな子どもは扁桃腺《へんとうせん》やアデノイド（喉にあるかたまり）が大きいので、耳管狭窄症《じかんきょうさくしょう》（261ページ）という状態が物理的に作られています。中学2年生ぐらいになると扁桃腺やアデノイドは小さくなり、大半の子は症状が消えますが、それまで鼻の悪い子は水がたまりやすいので、滲出性中耳炎《しんしゅっせいちゅうじえん》になりやすいのです。勉強や部活、コミュニケーションにも影響が出ますので、子どもたちにぜひやってほしいところです。

この本では、臨床データをもとにして独自に構築し、これまで知られていなかった耳鳴り&難聴リセット法を紹介します。とても簡単なケアで、耳鳴りと難聴を予防・改善することができます。読んで、実践した方は、きっと効果を感じるはずです。どうかあなたの楽しい人生をあきらめないでください。

耳が聞こえない人生はつまらない……。
耳がよくなれば人生が楽しくなります。
今日から耳鳴り&難聴リセット法を始めましょう!

第1章

1日1分で効果を実感
実践！ 耳鳴り＆難聴リセット法

第2章

改善した人は1万人！ 耳鳴り＆難聴リセット法でこんなによくなった

第3章 耳の不調を放置することで楽しい人生をあきらめるのはもったいない

第4章 耳鳴り&難聴リセット法の効果をアップさせるコツ

第5章

耳鳴りと難聴の悩みがなぜ歳とともに大きくなってしまうのか

第6章

一生、「健康耳」でいるためにやっておくべきこと

第1章

1日1分で効果を実感
実践！ 耳鳴り＆
難聴リセット法

耳の不調は、耳鳴り&難聴リセット法で改善する

あなたの「耳の老化」は大丈夫?

難聴かもしれない。
耳鳴りがひどい。
病院に行っても改善しない。
日常生活に支障をきたすほどではないけれど、耳が遠くなってきて心配だ。
本書を手に取られた人の多くは、そんな不安を抱えていると思います。

これらの症状は、**いずれも「耳の老化」が原因です。医学的には加齢性難聴**といわれています。

歳とともに聞こえにくくなる加齢性難聴は、ある日突然おさまるものではありません。少しずつ進行していきます。

ただし「老化」現象なので、人によって進み方は違います。

では、みなさんの耳は大丈夫でしょうか。まず次のチェックリストをやってみてください。

- ☑ 人の話を聞き返すことが増えた
- ☑ 声が大きくなったと周りの人に言われる
- ☑ 1日3時間以上、連続でテレビでドラマなどを見ている
- ☑ 工事現場、BGMの大きな居酒屋、ライブハウスなどで働いている
- ☑ 仕事でインカムをよく使っている（使っていた）

☑1日2時間以上、連続でイヤホンやヘッドホンを着けている
☑親戚に難聴の人がいる
☑健康診断で生活習慣病を注意されたことがある
☑タバコを長年吸っている
☑週3回以上お酒を飲む
☑甘いものが大好きで毎日食べる
☑ストレスを感じることが多い

いかがでしたか。

「テレビでドラマを見ている」「タバコを吸っている」や「甘いものが好き」など、難聴や耳鳴りとは関係なさそうな項目が入っていて、意外と思う人もいるでしょう。

でも、いずれも耳の老化を進める要因です。

たとえば、お酒を飲み過ぎたり、甘いものを食べ過ぎたりする人は、血流が悪くなりやすくなります。耳周辺の血流の悪化は、耳を老化させる大きな要因になります。

このような生活習慣を長年続けると、確実に耳の老化は進みます。

ですので、**もしひとつでもチェックがついたら、遠からず「耳鳴り」や「難聴」に苦しむことになる可能性が高い**といえるでしょう

ここでひとつ、みなさんにお伝えしたいことがあります。とても大切なことです。

それは「耳の老化」は自力で遅らせることができるということ。

そして、「耳の老化」を自力で遅らせる方法が、この本で紹介する耳鳴り&難聴リセット法です。

実際にこの方法で耳鳴りや難聴が改善した人の事例を紹介しましょう。

耳鳴り＆難聴リセット法で、こんなに変わった！

話が聞こえないので
人に会うのが
つらくなっていた78歳女性

↓

2カ月の耳鳴り＆難聴リセット法で、
昔のように明るく社交的に

耳鳴りがひどくて睡眠不足、
体調を崩していた58歳女性

↓

3週間の耳鳴り＆難聴リセット法で、
耳鳴りが改善、今では健康に

聞こえないことで、ボケて
いると思われたくなくて
引きこもっていた71歳女性

↓

2カ月の耳鳴り＆難聴リセット法で、
友だちとカラオケに行くように

お互い耳が遠くなって
夫婦の関係もギクシャク
していた85歳女性

↓

3カ月の耳鳴り＆難聴リセット法で、
夫婦ともに難聴が改善して家庭円満に

難聴がひどくて
外来でもまったく話さず
うつ気味だった77歳男性

↓

3カ月の耳鳴り&難聴リセット法で、
病院に来てたくさん話すように

耳鳴りと耳の詰まった感じが
ひどく、寝不足で仕事に集中
できなかった56歳男性

↓

3週間の耳鳴り&難聴リセット法で、
耳鳴りが改善、人間関係も仕事も順調に

難聴になって家族とも疎遠に
なり、訪問販売のトラブル
に遭ってしまった82歳女性

↓

2カ月の耳鳴り&難聴リセット法で、
家族となんでも相談し合えるように

難聴で困っていた
42歳女性のミュージシャン

↓

3カ月の耳鳴り&難聴リセット法で、
難聴がほぼ改善、仕事にも復帰

長年、工事現場で働いてきて
難聴になった62歳男性

↓

4カ月の耳鳴り&難聴リセット法で、
日常生活に支障がないレベルまで回復

「デンオン性難聴」は改善しやすい！

では、次になぜ難聴、耳鳴りになるのか。その仕組みについて簡単に説明していきましょう。詳しいことは第5章で説明します。

難聴は、次の3つに分けられます。

・神経が障害されて起こる「感音（カンオン）性難聴」
・耳の機能が落ちて起こる「伝音（デンオン）性難聴」
・この両方の要素で起こる「混合性難聴」

「感音」「伝音」と見慣れない言葉でややこしいので、この本では「カンオン」「デンオン」と親しみやすいカタカナで書くようにします。

「カンオン性難聴」は、神経を再生させなければならないので、改善させるのはとても難しいです。それでも、耳鳴り＆難聴リセット法の「耳マッサージ法」をしっかりやっていくことで、少なからず進行を防ぐことはできます。

「デンオン性難聴」は、「耳の老化」が原因の難聴です。**これは耳鳴り&難聴リセット法で改善します**。私の経験では、**デンオン性の難聴は9割以上改善します**。

年齢とともに起こる難聴のほとんどは、カンオン性とデンオン性が混ざった混合性難聴です。

ですから、デンオン性の部分の問題が改善すれば、それだけで難聴はかなりよくなり、聞こえがクリアではっきりしてきて生活の質が大幅にアップします。

デンオン性の難聴が原因で「耳鳴り」のする人が少なからずいますが、そういう人はデンオン性難聴を治すことで、耳鳴りも改善します。

この本で紹介する耳鳴り&難聴リセット法は、医学的にも理にかなったメソッドです。私のクリニックでも患者さんに勧めて効果を上げています。実は、まだ世間ではほとんどの人が知らない、でも誰にでもすぐできる優れものです。

では、耳鳴り&難聴リセット法とはどういうものでしょうか。

耳鳴り＆難聴リセット法のやり方

この耳鳴り＆難聴リセット法には、次の４つの方法があります。

①あくび耳抜き法
②アオアオ発声法
③餃子耳《ぎょうざみみ》法
④耳マッサージ法

変わった名前の方法ばかりです。それぞれの方法をすぐに覚えてもらえるように、わかりやすい名前にしています。ぜひ、しっかり覚えて、毎日続けてください。

4つの耳鳴り&難聴リセット法

①あくび耳抜き法

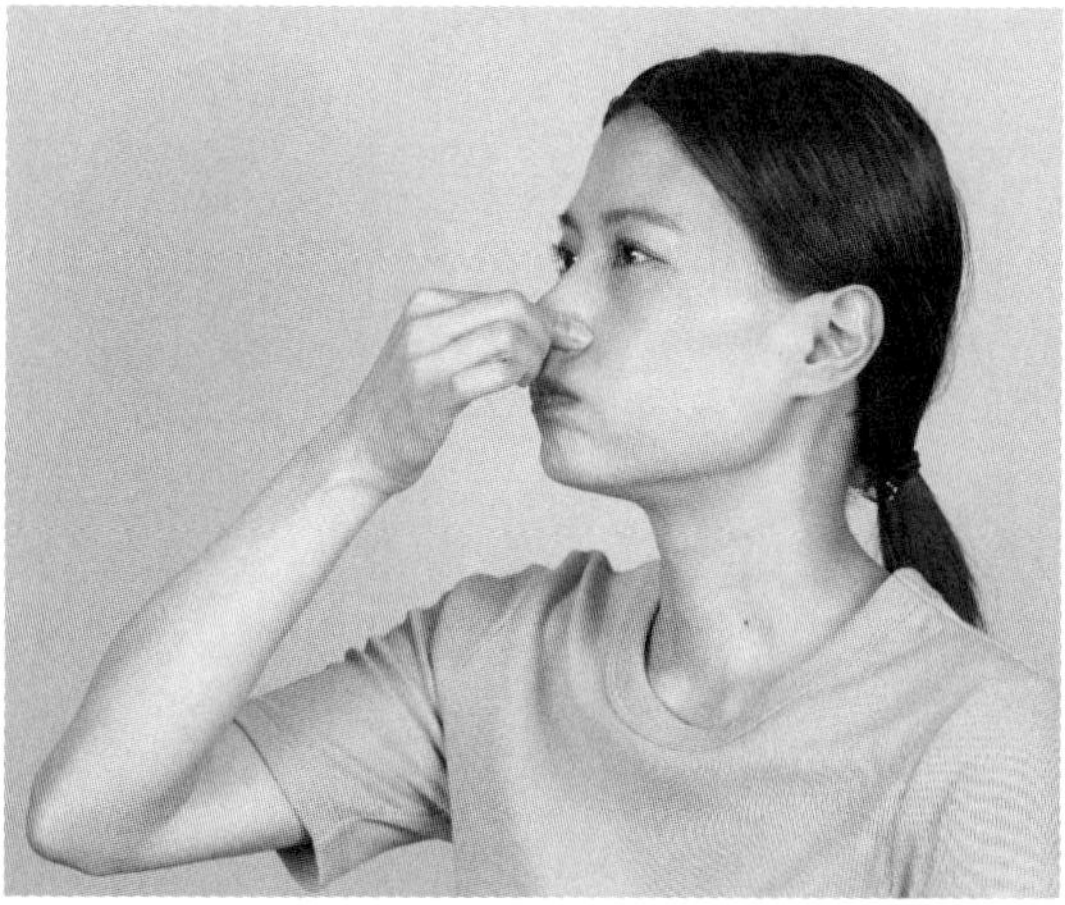

朝、昼、寝る前1日3回（約10秒）

②アオアオ発声法

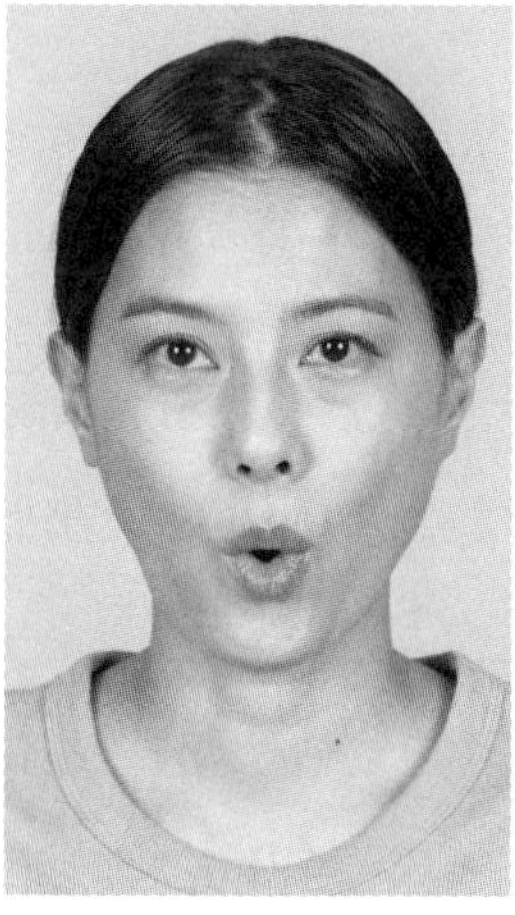

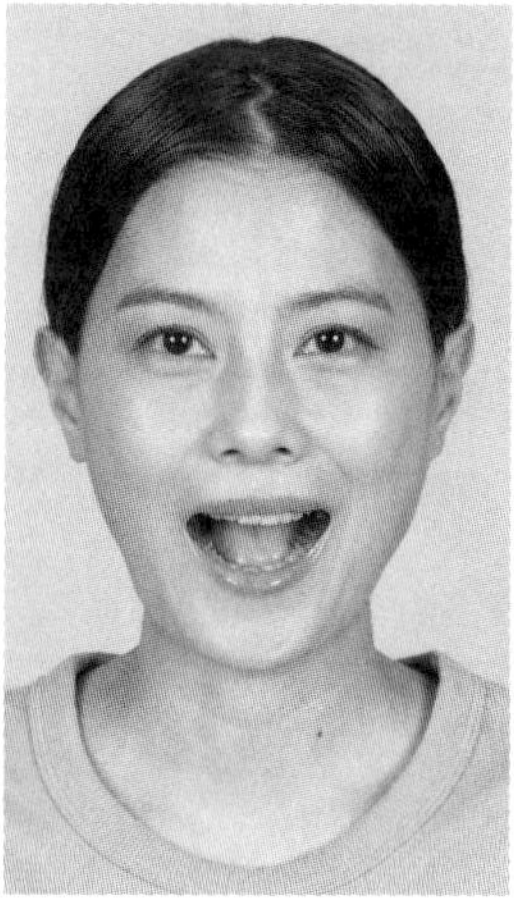

寝る前1日1回（約1分）

③餃子耳法

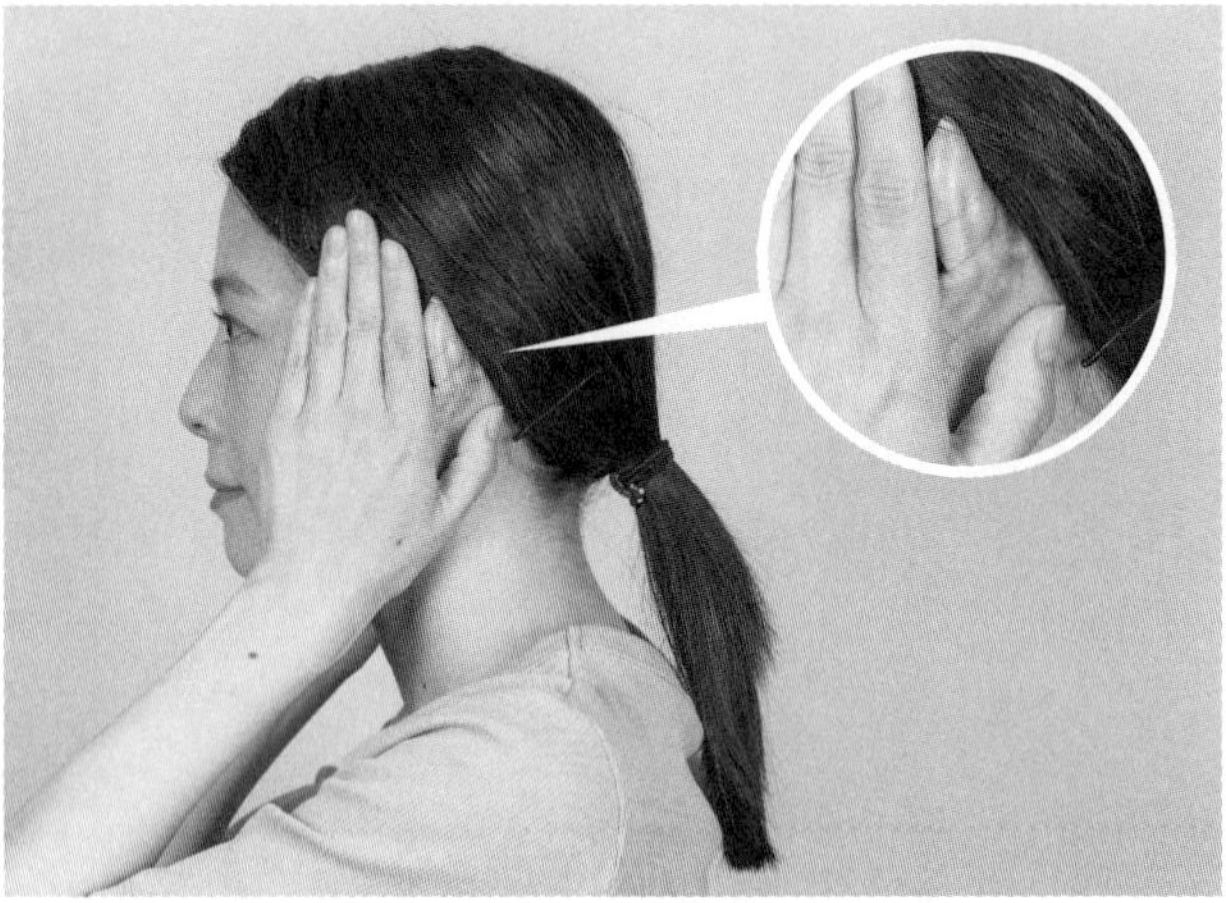

朝、昼、寝る前1日3回(約1分)

④耳マッサージ法

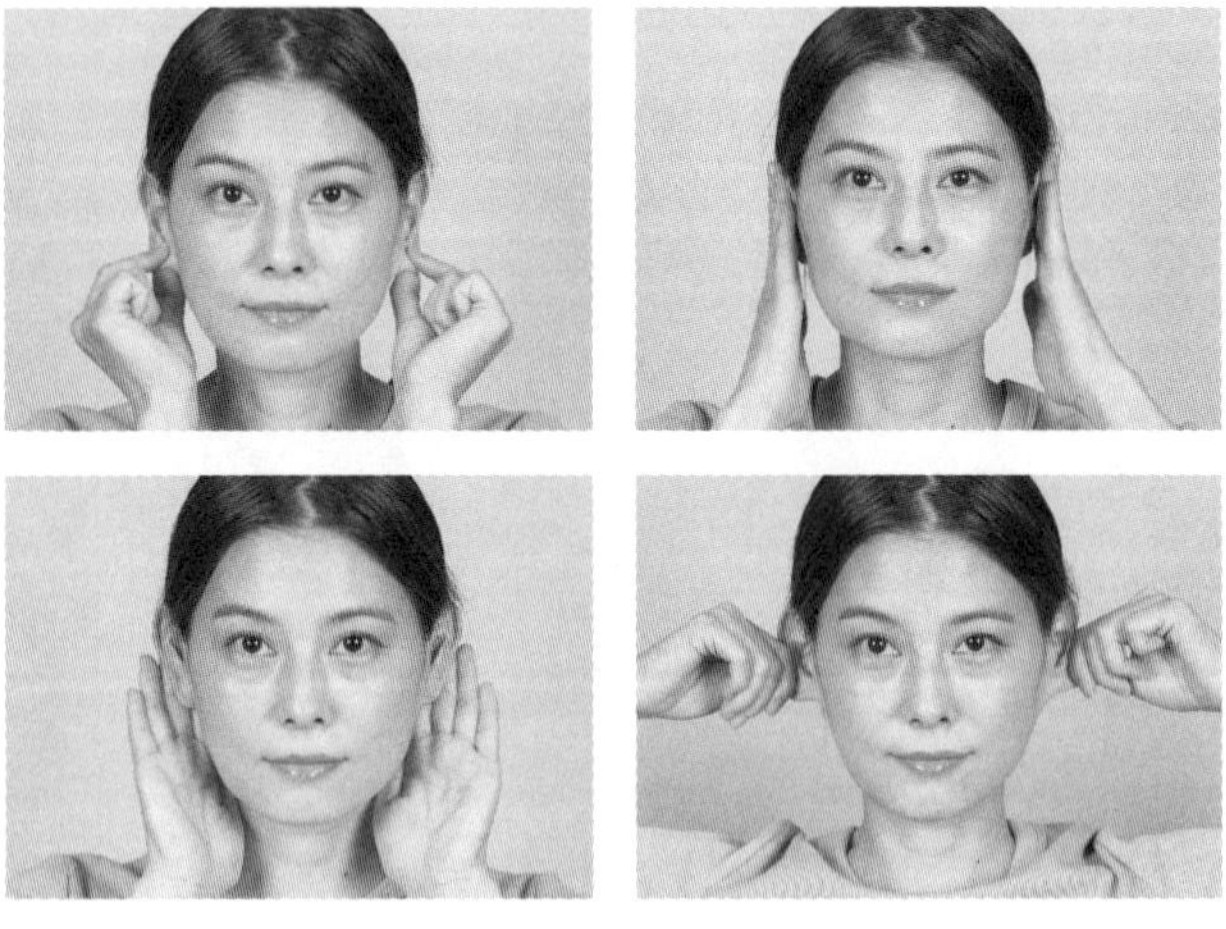

4パターンを朝、昼、寝る前1日3セット(約1分)

どれも**私の医療経験に基づいて考案した方法**です。私の患者さんには、実際に自宅でやってもらっていますし、ちゃんと効果も出ています。

70歳を過ぎた患者さんの話ですが、彼女は診察のとき、開口一番、愚痴が始まりました。「大きな病院に行ったら補聴器をすすめられた」。そこで「治療はしないのか」と聞いたら、「歳ですから……」と言われた、と怒っていたのです。

そして、ちゃんと自分と向き合って治療してもらえるところを探して、私のクリニックにたどりついたそうです。

私はいつものように問診をして、耳鳴り&難聴リセット法のうち、「あくび耳抜き法」と「アオアオ発声法」を毎日やるように指導しました。

彼女は「たったそれだけでいいの？」「ほんとうに効果があるの？」といぶかしんでいました。とにかく2週間だけ我慢して続けて、と伝えました。

このように、リセット法を教えても効果があるのか信じてもらえないことがよくあります。あまりに簡単で短時間でできるからでしょう。

でも、**実際に試した人からは、ほんとうに改善したと感謝されています**。彼女のように、なぜほかの病院では教えてくれないのかと不思議がる人もいます。

この4つの方法は、どれも簡単なものばかりです。長いもので約1分、短いものなら10秒もかかりません。**すきま時間でもできる方法です**。ぜひ、**毎日やる**ようにしてください。

4つの方法はどれも難聴、耳鳴りの改善に効果があります。

でも、だからといって、どれかひとつしかやらない、というのは効果が出にくいです。

筋トレをする場合、いろいろなアプローチで筋肉を鍛えたほうが効果があるように、基本的に**この方法も4つすべてやったほうが、効果がより上がります**。

効果がどれくらいあるかは、テレビでチェック

ただ、耳鳴りはともかく、難聴が改善したかどうかは実感しにくいものです。そこで、耳鳴り&難聴リセット法で実際に聴力が改善したかどうかを、チェックできる方法を紹介しましょう。

耳鼻科で検査することもできますが、自分でチェックする方法もあります。難しいことではありません。次のように「テレビの音量」を基準にするだけでできます。

- **毎回、同じニュース番組を見る**
- **見るときのテレビは同じもので**
- **聞く位置は、毎回同じ場所で**

・「聞こえやすいボリューム」の数字を書く

番組はなんでもいいのですが、できればニュース番組にしてください。周囲の音がうるさくないスタジオで、滑舌のよいアナウンサーが話しているので、音を聞き取りやすいからです。

まず耳鳴り&難聴リセット法を始める前に音量をチェックして、ボリュームの数字を書き留めます。それを毎日、同じニュースを見ながら、聞こえにくければボリュームを上げ、よく聞こえていたら下げ、聞きやすい最低のボリュームをチェックします。

耳鳴り&難聴リセット法を始めて1カ月たったとき、きっとその数値が下がっていることに気づくでしょう。

難聴がかなり進行していると時間はかかりますが、進行した分をかなり取り戻した実感があるはずです。

テレビの音量で聴力テストをしてみよう

耳鳴り＆難聴リセット法スタート

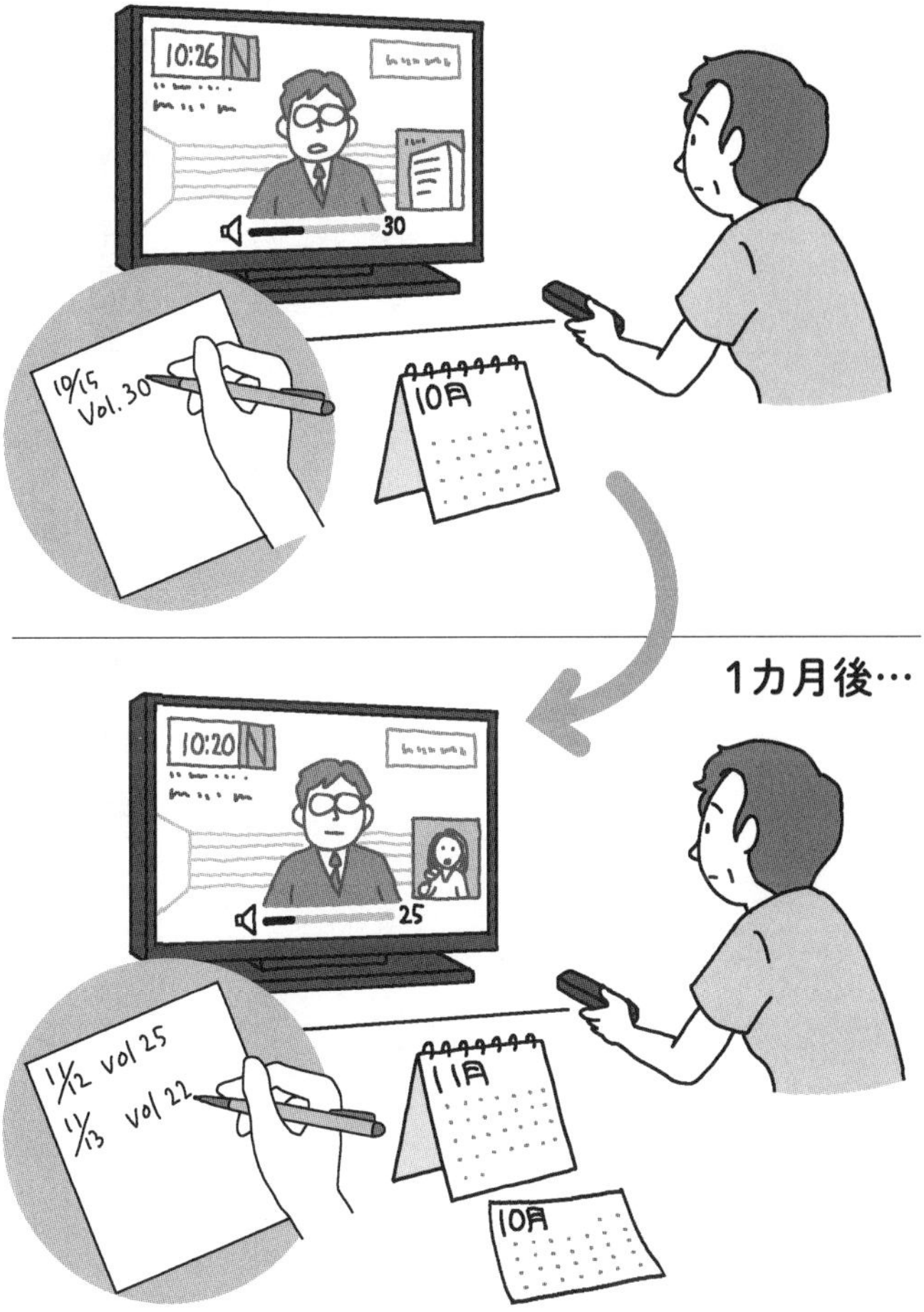

①「あくび耳抜き法」のやり方

では、ここからは具体的なやり方を紹介していきます。まず最初は「あくび耳抜き法」です。

準備　先に両鼻をしっかりかみます。鼻の通りをよくするスプレーを使ってもいいでしょう。

＊鼻の温熱療法（78ページ）もおすすめです。

1．顎が外れないぎりぎりまで口をかなり大きく開けて、開けっぱなしにしてく

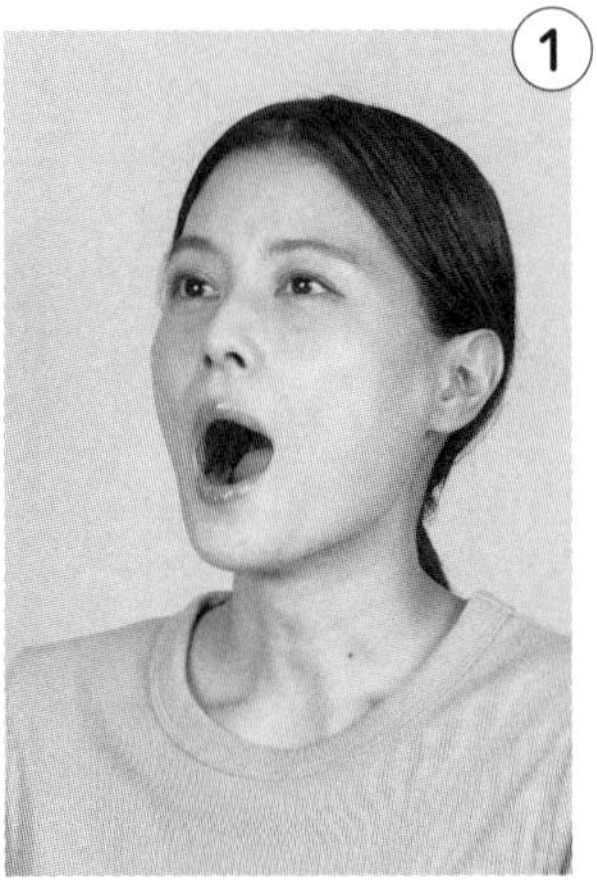

口を大きく開けて、開けっぱなしにするとあくびが出る

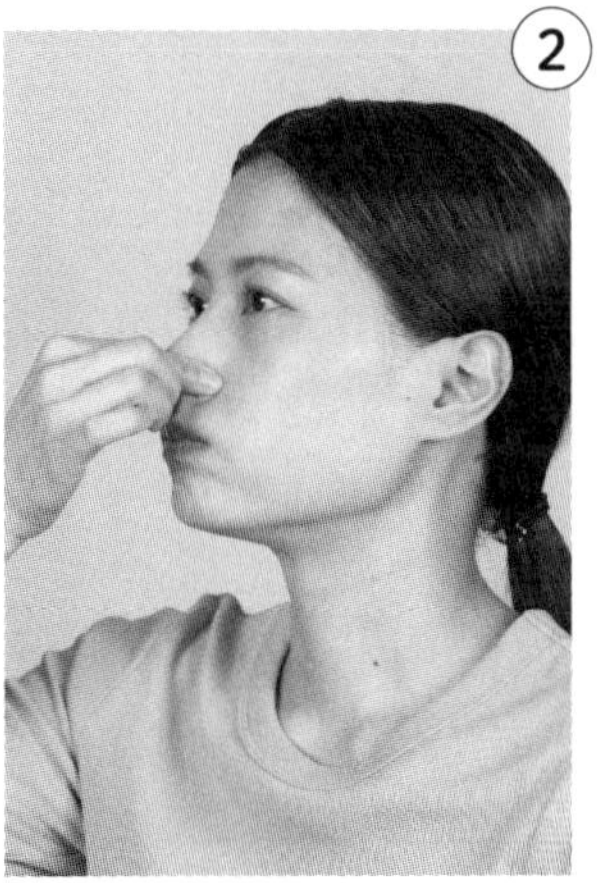

息を吐く前に口を閉じて鼻をつまむ

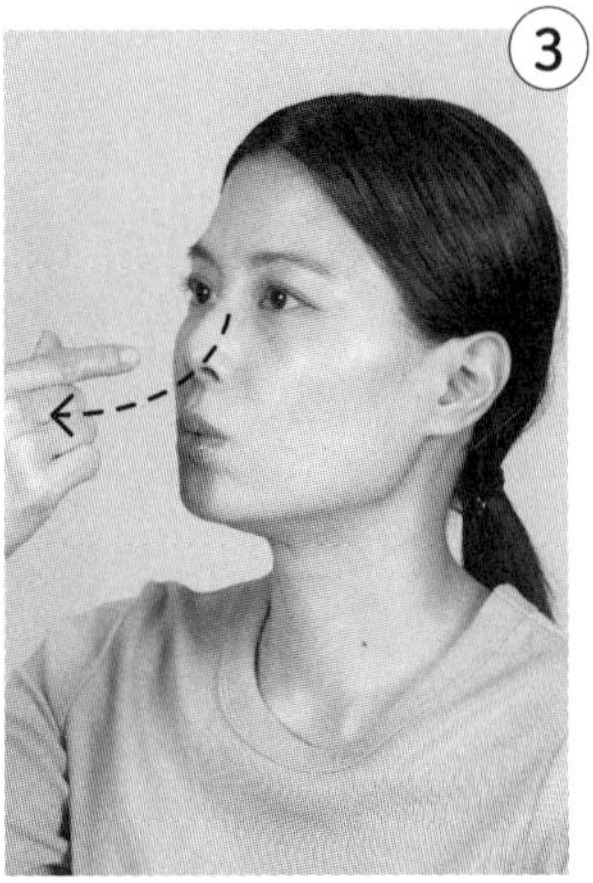

耳から空気が抜けるよう息を鼻に集めて手を離す

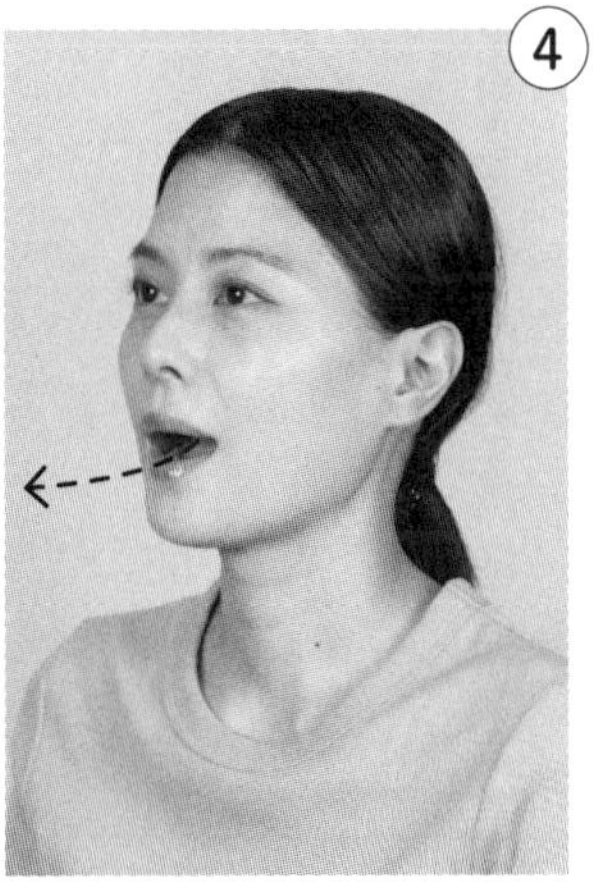

口を開けて残りの空気を逃がす

ださい。すると、数秒後に絶対にあくびが出てきます。

2. あくびで口に空気がいっぱいたまったら、その息を吐く前に口を閉じて鼻をつまんでください。ゴクッとしてはいけません。

3. 口は閉じたままで、耳から空気が抜けるように、息を鼻に集めます。耳に空気が抜けたら、手を離します。

4. 口を開けて残りの空気を逃がします。

＊最初はうまくできない人も、やっているうちにできるようになります。

＊朝、昼、寝る前、1日3回やってください。

耳抜きは無理にやってはいけません。痛みを感じたら口を開けて空気を出してください。無理に強くやると、閉じた耳管開口部《じかんかいこうぶ》（75ページ）が急にパッと開いて、強い空気の圧が鼓膜《こまく》にかかるので、鼓膜が破れたり傷んだりします。閉じている耳管を無理やり開けるようなことにならないように。特に夜は耳抜きの前に「アオアオ発声法（62ページ）」を先にやって耳管を柔らかくしておきましょう。

また、めまいが強く出ている日は耳抜きをしないでください。まれに耳抜きでめまいを悪化させることがあるため、めまいが強い日は休んでください。「アオアオ発声法」や「餃子耳法（66ページ）」のみにしましょう。

あくび耳抜きは何度もやる必要はありません。というよりも、やってはいけません。1日に10回も20回もやると、鼓膜を傷めます。耳抜き1回でパカッと抜けた感覚があればOK。その1回を、1日に3回やってください。

寝る前にお風呂に入る人は、お風呂上がりにやると効果的です。湯気で鼻の粘膜が温まり、鼻がスースー通って、耳管開口部が柔らかくなっているからです。

②「アオアオ発声法」のやり方

次は「アオアオ発声法」です。

「ア（ン）」と「オ（ン）」を繰り返し声に出して発声していきます。

大事なのは、「アオアオ」と続けるのではなく、「ア」と言ったら1回閉じて「ン」、次に「オ」を言って、また1回閉じて「ン」と言うこと。「ン」で口を閉じたときに、鼻からフッと息が出てくればOKです。

たんに口を開け閉めするだけでなく、声を出してください。

「ア（ン）」「オ（ン）」の4音をそれぞれ**2秒間に1回ぐらいの、ゆっくりした**

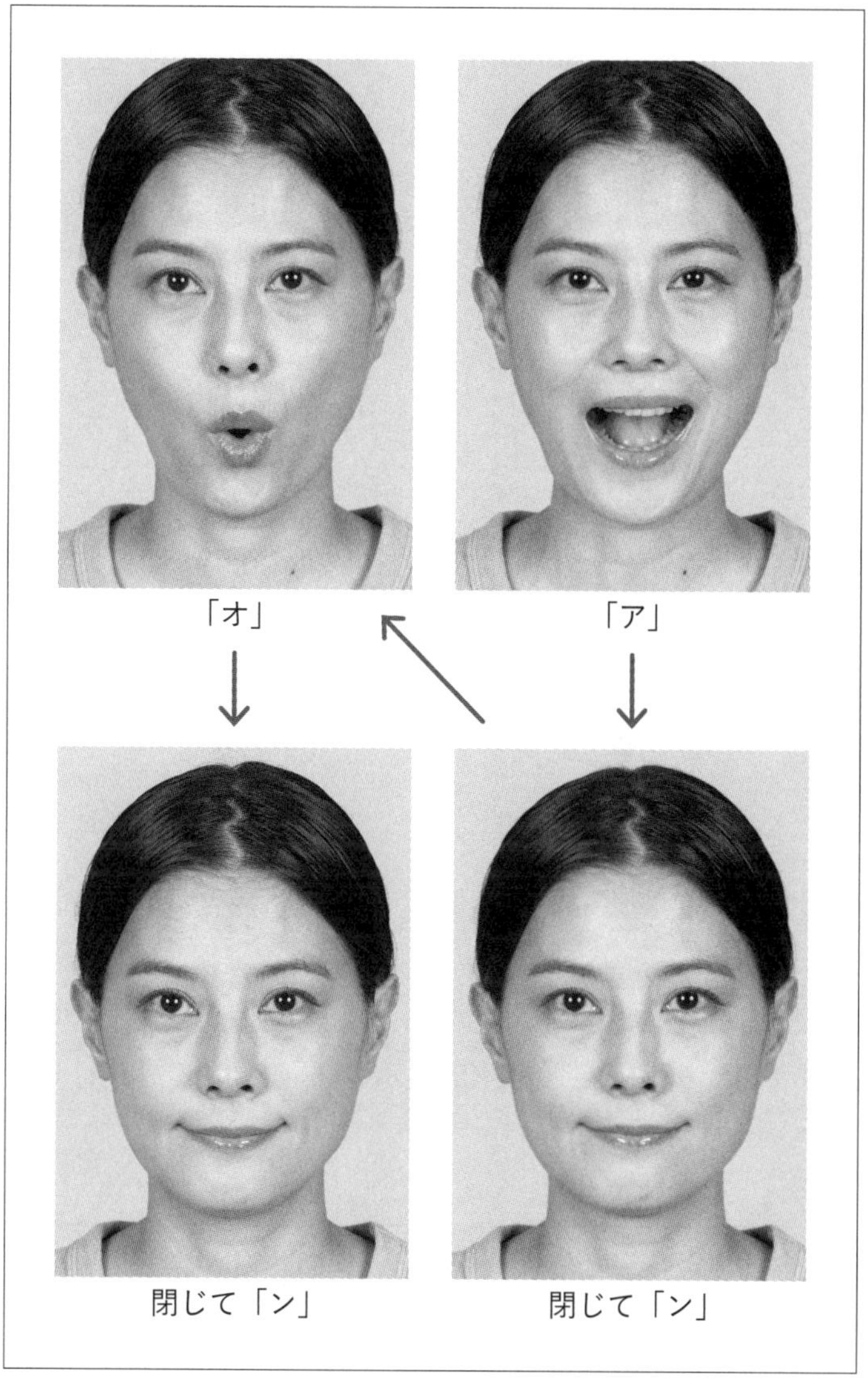
「オ」
「ア」
閉じて「ン」
閉じて「ン」

速度でやってください。決して急がないこと。速いスピードでやっても意味はありません。「ア（ン）」「オ（ン）」の4音のワンセットを6セット、だいたい1分ほどの時間です。

これは、毎日1回はやってください。1回1分間がきつい人は30秒を2回でも構いません。ただ最低30秒は頑張ってください。それ以上短い時間だと、耳管が開かないので、意味がないからです。

それと、「ア」というと大きな口を開ける人がいますが、それほど大きく開けません。最初は小さめに開け、1セットの中で少しずつ大きく開けるようにしていきましょう。

もし、顎がガックンとなってしまったら、それは開け過ぎ。顎関節症《がくかんせつしょう》を誘発してしまいます。

朝よりも夜やるほうがいいでしょう。朝はすべての筋肉がまだ目覚めておらず、どの筋肉も硬くなっています。難聴の人はそもそも耳管開口部が硬いのです。硬い人がわざわざ硬い時間帯にやる必要はありません。効率が悪いだけです。

特に**冬には、お風呂でやるのがベスト**です。誰でも冬のほうが、耳管開口部が硬くなっているため、お風呂で頬まわりの筋肉がほぐれてからがいいのです。筋肉が柔らかい状態でやることで、顎関節症の予防にもなります。また、周りの筋肉も柔らかいので、より耳管が開きやすくなります。

鼻が詰まっていても耳管は開きません。お風呂に入れば鼻の粘膜が温まって空気の通りがよくなるので、アオアオ発声法はそのときにやるといいでしょう。

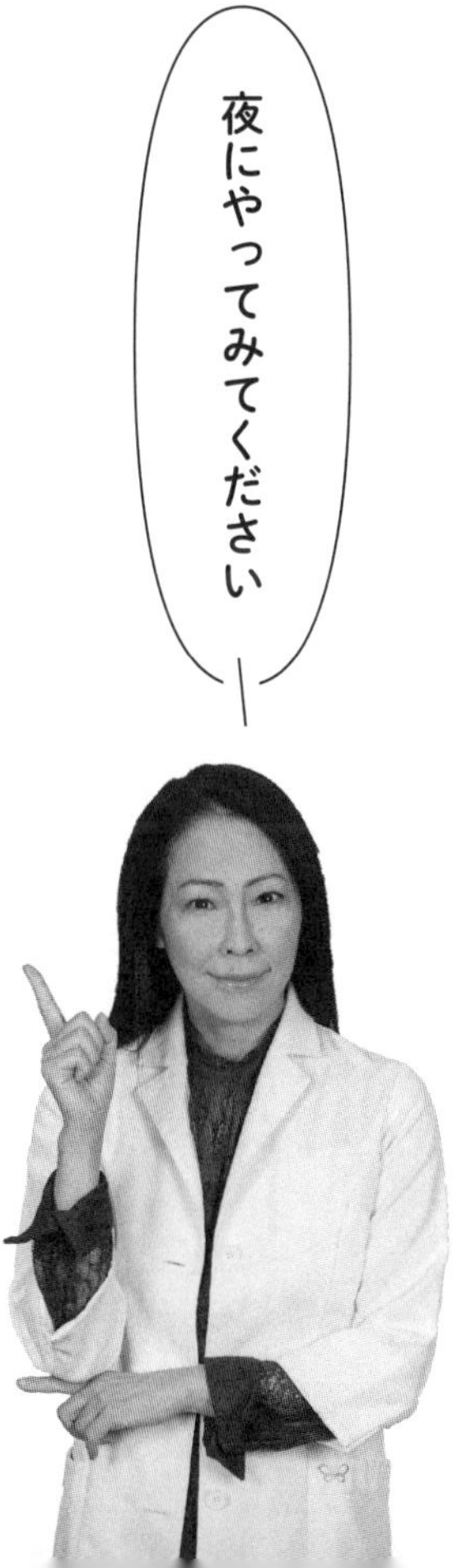

③「餃子耳法」のやり方

3つ目は「餃子耳法」です。

1．手で耳全体を顔側に折り曲げて、耳を塞ぎます。この状態が「餃子耳」です。

2．餃子耳のままで、1分続けます。1分たったら耳から手を離してください。温かい手でやれば、それだけで血行促進になります。

あくび耳抜き法と一緒に、1日3回トライしてください。耳を閉じるときは、強く圧をかけ、パッカと開けるイメージです。

あまりにも長時間、閉じていてはいけません。長くやり過ぎたり餃子耳のまま枕で固定して寝てしまうと耳の中が蒸れてしまい外耳炎になってしまいます。また、耳が小さい人など、餃子耳が痛い場合は、無理してやらないようにしましょう。

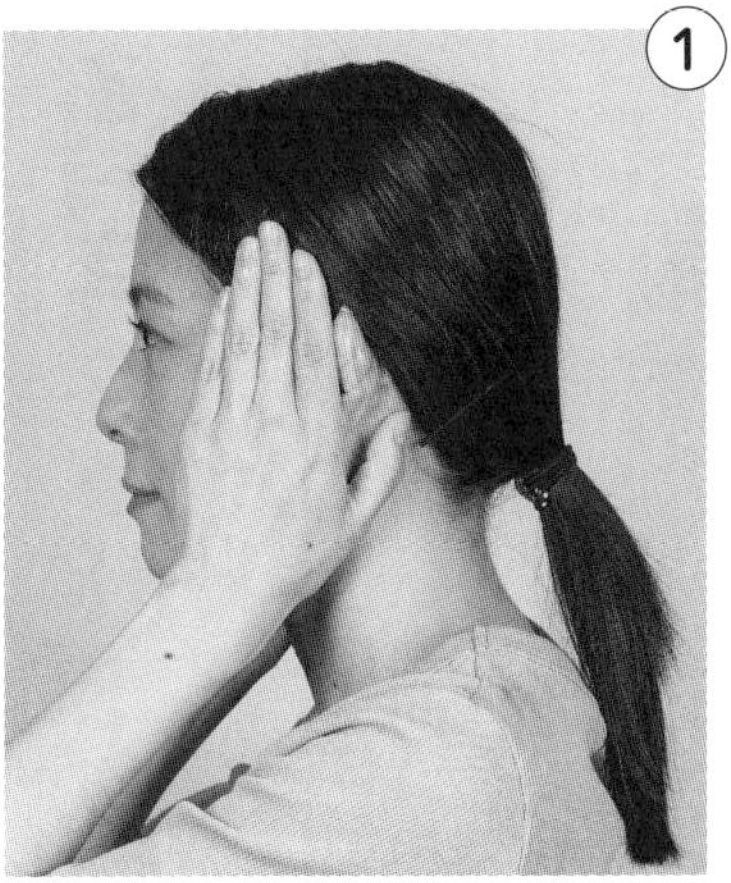

手で耳全体を顔側に折り曲げて、耳を塞ぐ

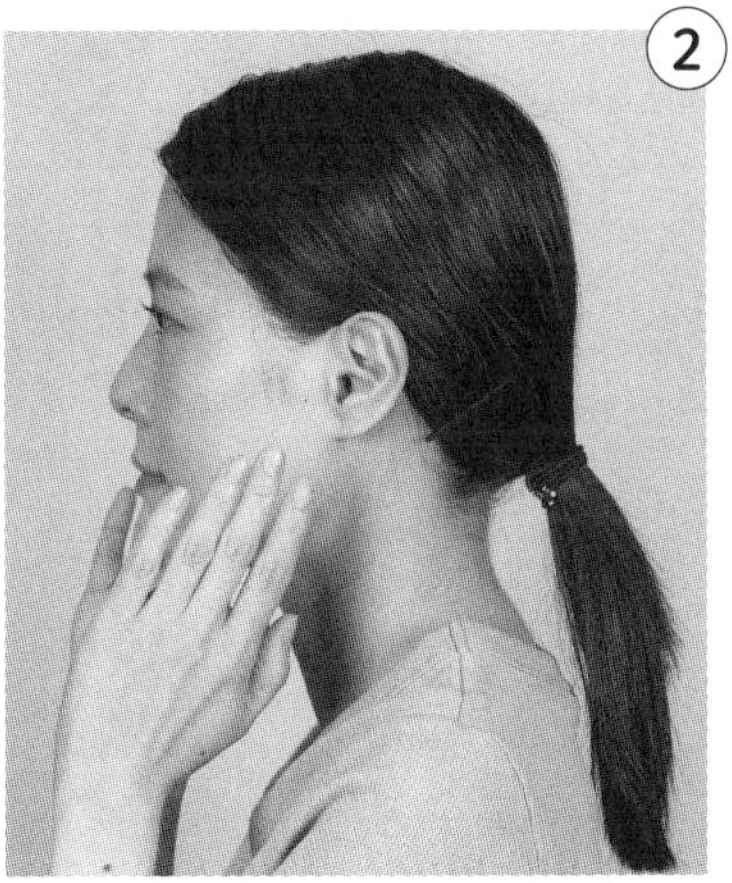

1分待ってから手を離す

④「耳マッサージ法」のやり方

4つ目は「耳マッサージ法」です。

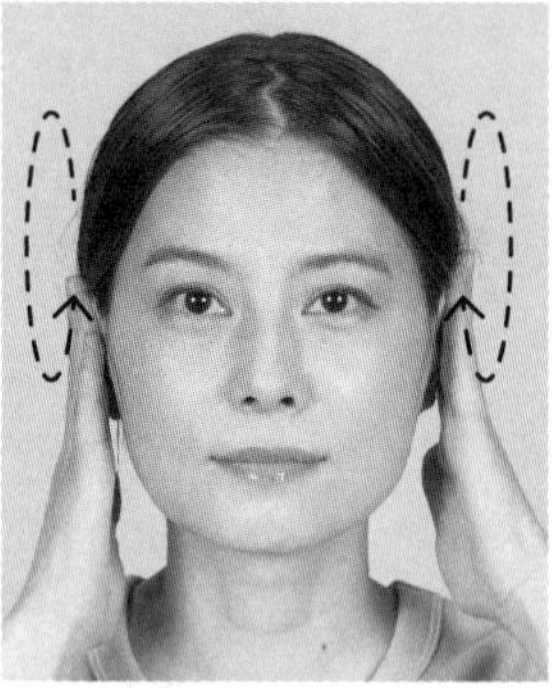

①

耳全体を手でくるみ、ぐるぐる動かします

1. 耳全体を手で抑え、ぐるぐる動かします。右まわりでも左まわりでもやりやすいほうでやってください。だいたいひとまわり1秒で5回まわしてください。

＊先にリンパマッサージ（87ページ）をすると効果が倍増します。

2. 次に耳の皮膚を指でつまみながら、上・下・斜め上・斜め下・横、それぞれの方向に3秒ずつ軽く引っ張ります。これを3回繰り返します。

2

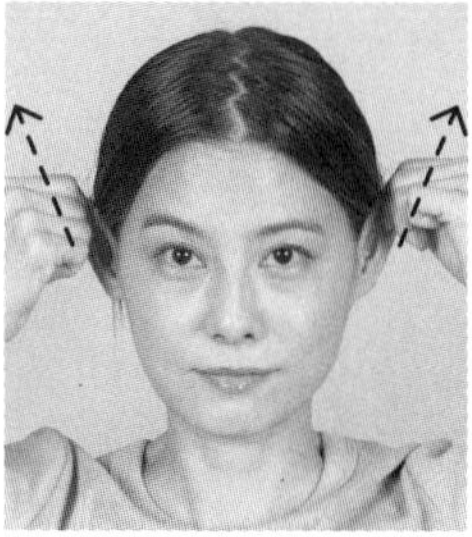

耳の皮膚を指でつまみながら上

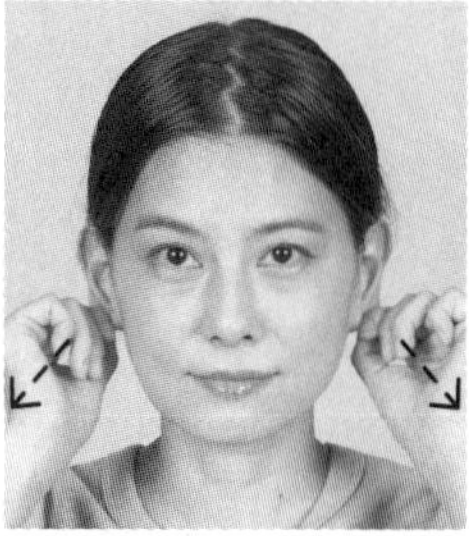

耳の皮膚を指でつまみながら下

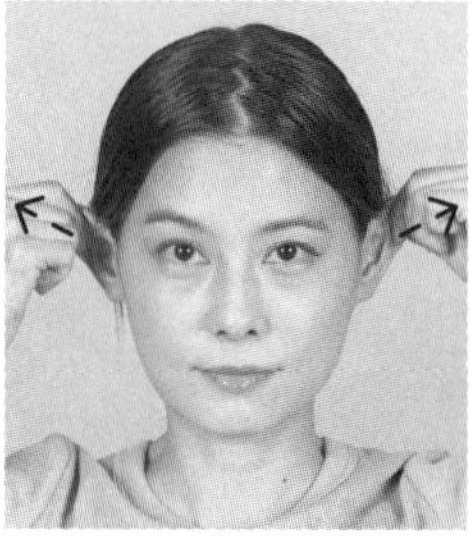

耳の皮膚を指でつまみながら斜め上

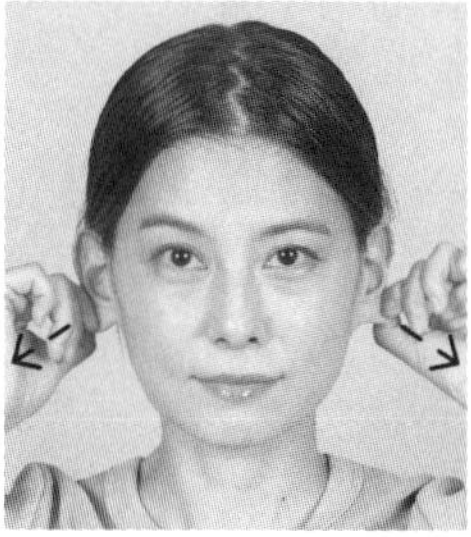

耳の皮膚を指でつまみながら斜め下

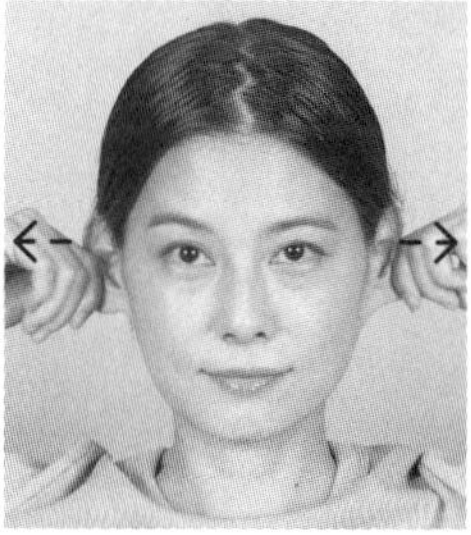

耳の皮膚を指でつまみながら横

それぞれ3秒を目安に

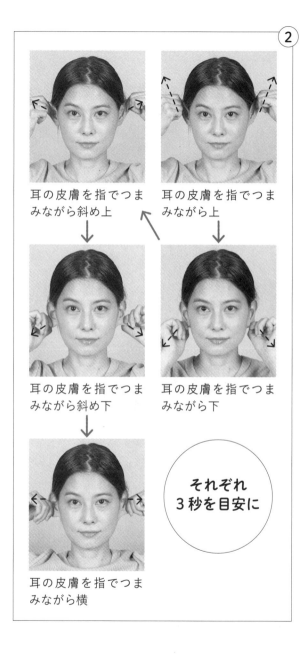

3. 耳たぶを親指と人さし指ではさみ、3秒ほど軽く押して刺激を与えます。

③

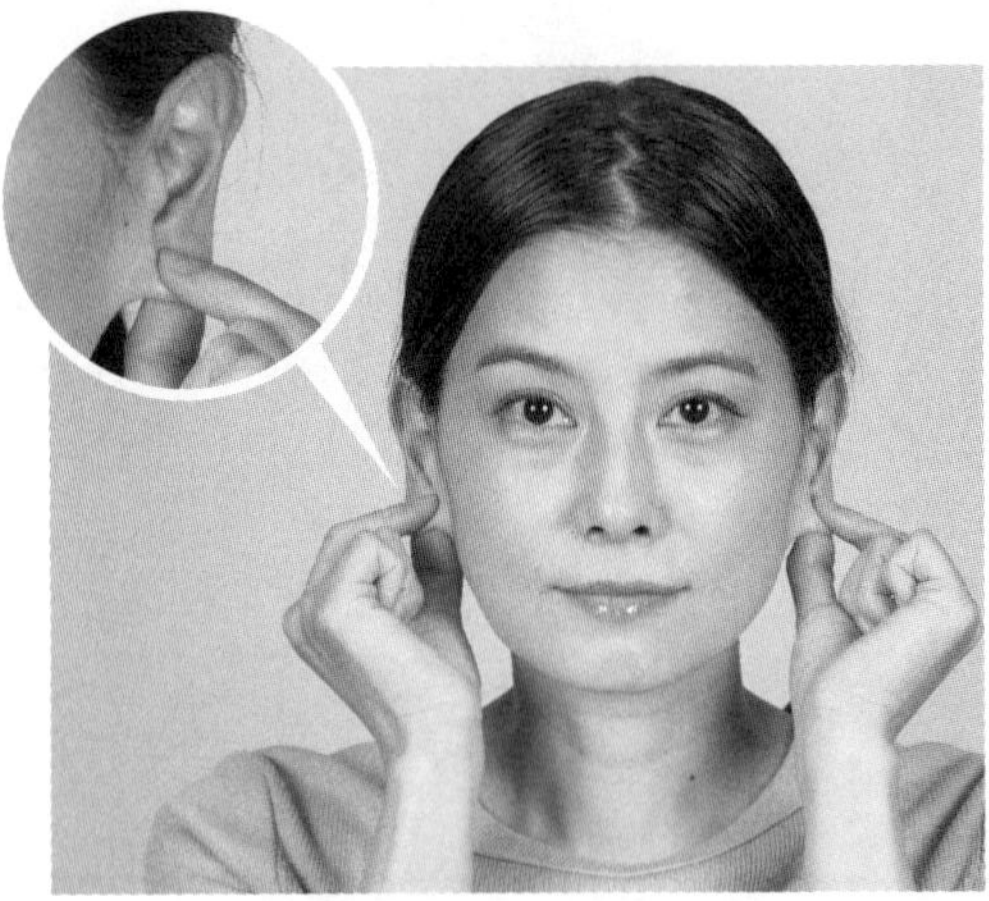

耳たぶを親指と人さし指ではさみ、軽く押す

④

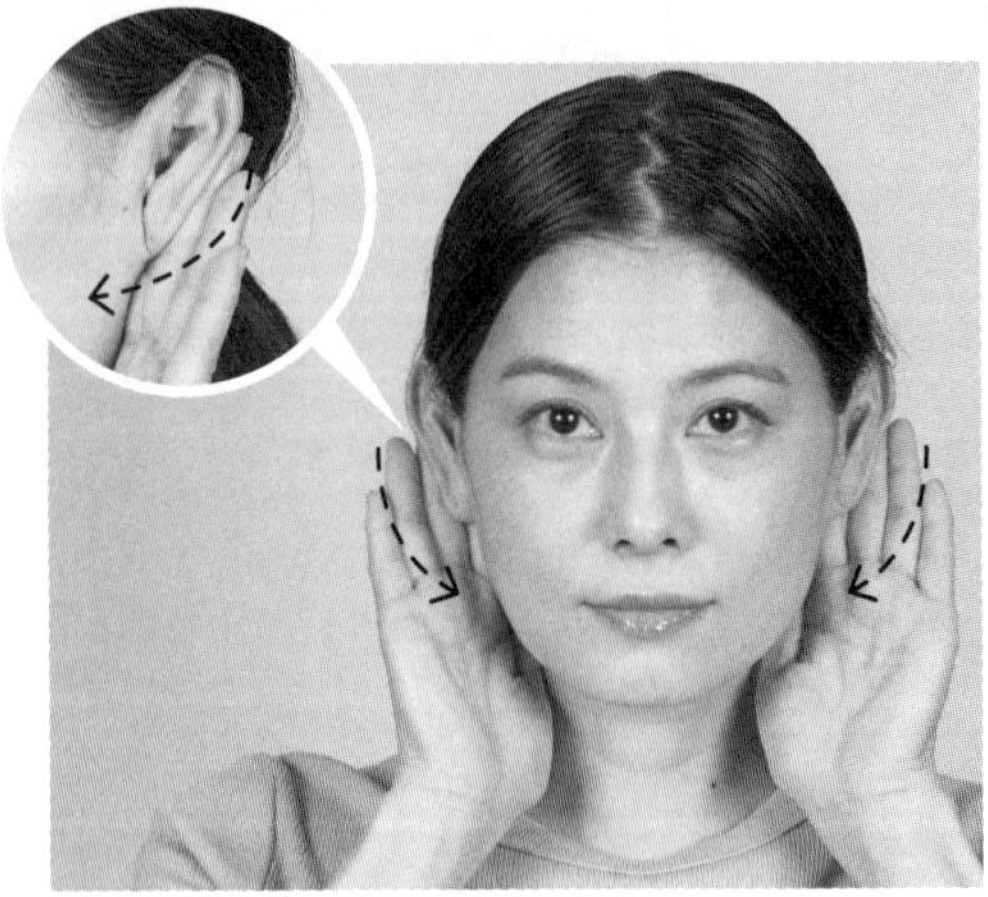

耳を前（鼻の方向）に向かって倒す

4．耳を前（鼻の方向）に向かって倒すようにします。

以上の**4パターンを5回ずつやります。1日に3セット**できれば理想的です。3セット以上やってもいいのですが、あまり強い力でやらないこと。痛いところは避けてください。

ツボ押し用の石などを使うと、何かの拍子に石が耳の中に入ったりして皮膚や鼓膜を傷つけることがあるので気をつけましょう。実際に、そういう患者さんを何人も診ています。

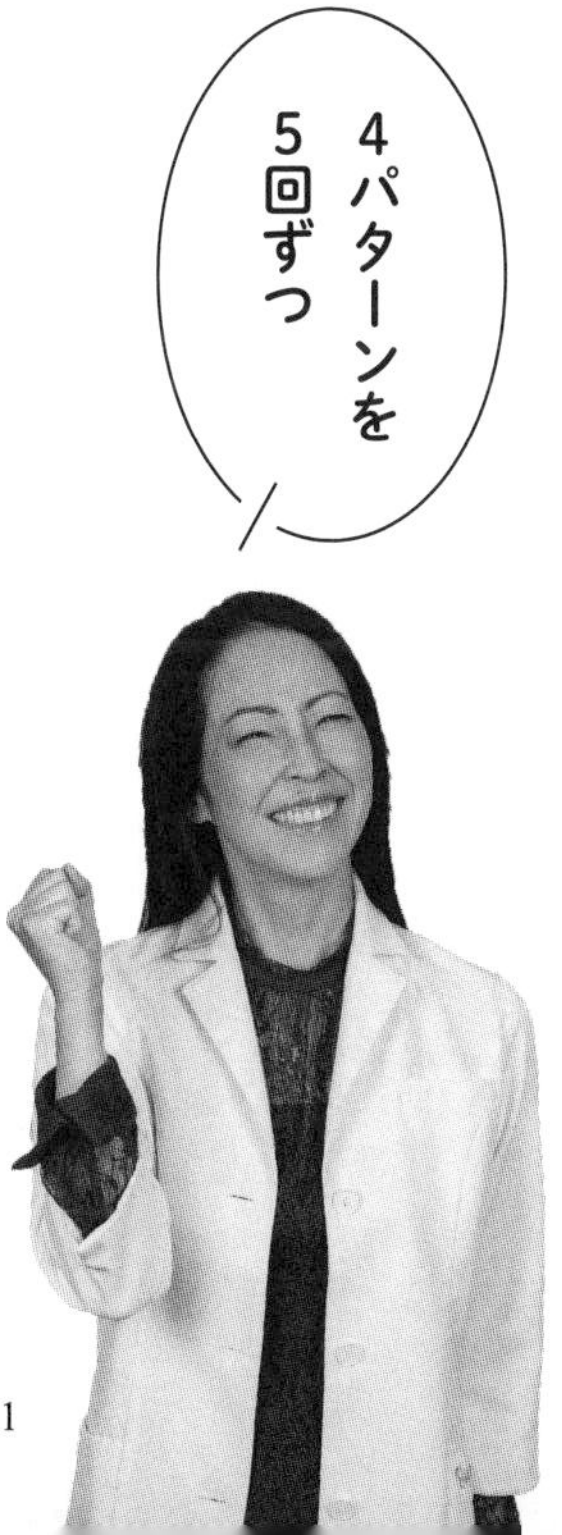

どれも簡単なのに効果抜群なメソッド

4つのリセット法はどれも簡単にできます。ぜひ実践して毎日の習慣にしてください。

「あくび耳抜き法」は医者が教えてくれないマル秘の方法

あくび耳抜き法とは、鼻をつまんで、口の空気を耳のほうにギュッと送り込む方法です。ほかの耳鼻科の先生は紹介していない、まったく新しい耳鳴り&難聴セルフケアの方法です。簡単なのに驚くほど有効です。

飛行機が上昇降下するときに、気圧で耳が詰まったような感じがします。列車でトンネルを通過したときや、車で高い山に登ったとき、高速エレベーターに乗ったときも同じです。それは鼓膜の内側と外側で気圧のバランスが崩れ、そのために圧力がかかるからです。

そういうときにスキューバダイビングで使われる「耳抜き」をすると正常に戻ることは、ご存じかもしれません。

耳抜きをすると、**鼻から耳に空気が送られ、鼓膜の内側と外側の圧力差が解消**されます。

びっくりするかもしれませんが、その「耳抜き」があなたの耳鳴りや難聴を改善するのです。

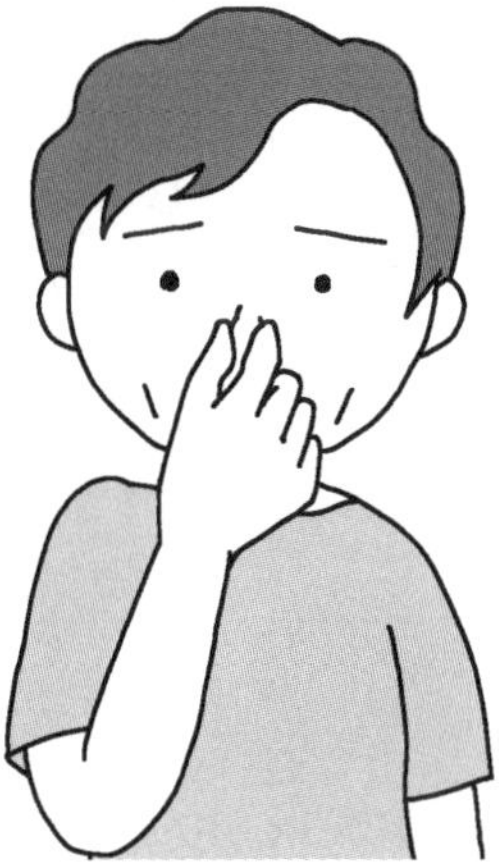

あくび耳抜き法を1日に3回やって、しっかり抜けるようになった人は、デンオン性難聴が快方に向かい、続ければ聞こえ方が10デシベルは違ってきます。テレビの音量でいえば、（機種によって違いますが）5ぐらい違ってくるでしょう。デンオン性難聴の人は「音が聞こえない」のではなく「音がビビッドに聞こえない」のです。そのため言葉をはっきり聞くために、テレビの音量を必要以上に大きくしているのですが、デンオン性難聴が改善されると、その必要がなくなります。

私は患者さんを診ていて、耳抜きの仕方を知らない人や、うまくできない人がものすごく多いことに驚きました。そこで、このあくび耳抜き法を指導するようになったのです。

目的は「耳管」を広げ、鼓膜を正常な位置に戻すこと

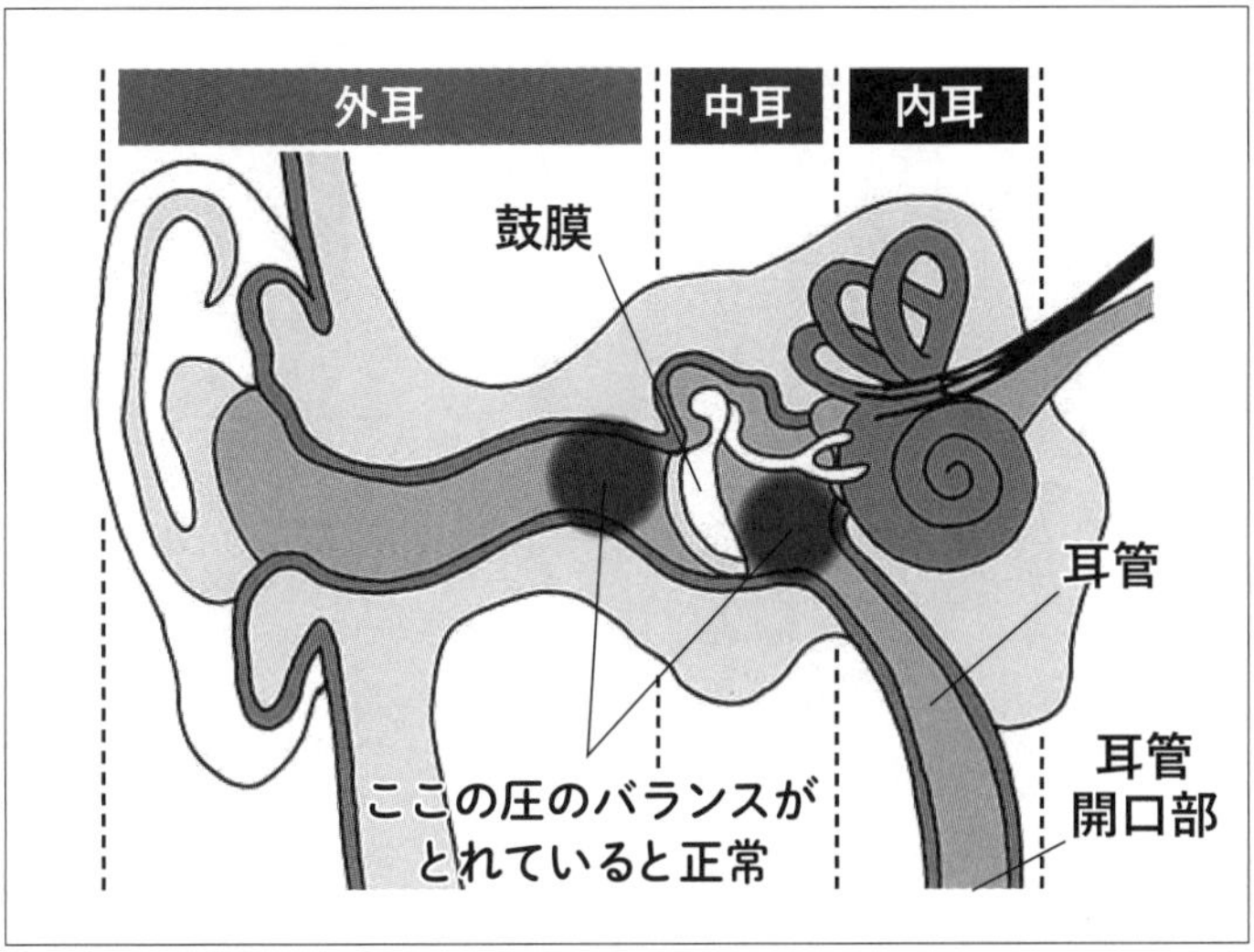

鼻から空気が届かないと、鼓膜が動かないため、気圧のバランスを正しくとれません。鼓膜の位置も正常なところからズレています。

鼓膜の位置がズレているために、音がこもって聞こえたり、言葉がはっきり聞こえなかったり、耳鳴りや雑音がしたりします。

「耳抜き」をすると、まず喉の奥にある「耳管開口部」が動きます。すると耳と鼻をつないでいる「耳管」が広がり、鼻から耳に空気を送り込むことができます。

耳管を通じて鼻から空気を送れば、**鼓膜の内側の圧と外気圧が調整されて等しくなり、鼓膜の動きがよくなり、鼓膜が正常な位置に戻ります**。それによって、鼓膜の振動する幅が大きくなり、音がクリアに伝わりやすくなります。

耳抜きの前に「あくび」をすることが大切

ただし、耳抜きを強くやり過ぎると、中耳炎になることがあります。それを防ぐために、**耳抜きの前に1回「あくび」をします**。あくびをすれば顎が開くので、空気が抜けて、そのあとに耳抜きをすれば鼓膜は傷つきません。つまり、中耳炎になったり、痛くなったりすることがほとんどないのです。

耳抜きの前に、必ずあくびをすること。それが鼓膜を傷つけない、安全かつ合理的な方法です。

あくびは自然に出るもので、しようと思ってできるものではないと思っていましたか。そんなことはありません。やってみるとよくわかると思います。

病院に行かなくても同じような効果が得られる

耳鼻科に行くと、「通気治療」というカテーテル治療や、鼓膜マッサージ機を使った「鼓膜マッサージ」という治療を受けます。どちらもマメにやらないといけない治療なので、週に2回など、かなり頻繁に耳鼻科に行く必要があるわけですが、どこでもできる「あくび耳抜き法」はこれと同じ効果があります。**あくび耳抜き法は、耳鼻科の通気治療と同じ効果を得られる手軽な方法**だということです。

クリニックに来た患者さんが「あくび耳抜き法」を実践すると、デンオン性難聴は3カ月から半年で改善していきます。その期間の通院は2～3週間に1回なので、トータル6～10回くらいです。みなさんもご自宅で毎日「あくび耳抜き法」

をすれば、3カ月もたたずに効果が表れるはずですよ。

鼻が詰まっている人は、鼻を通してから

あくび耳抜き法をする前に、必ず鼻をしっかりかんでおいてください。そうでないと鼻水が耳に入ってしまい、中耳炎などになってしまいます。

鼻が詰まっていたら、耳抜きの前に「鼻の温熱療法」で鼻を一時的に通して、鼻づまりを解消するようにしましょう。

【鼻の温熱療法のやり方】

水でぬらしたタオルを、電子レンジで「少し熱いかな」と思うくらいまで温めます。そのタオルに顔をつけて、鼻から息を思い切り息を吸ってください。

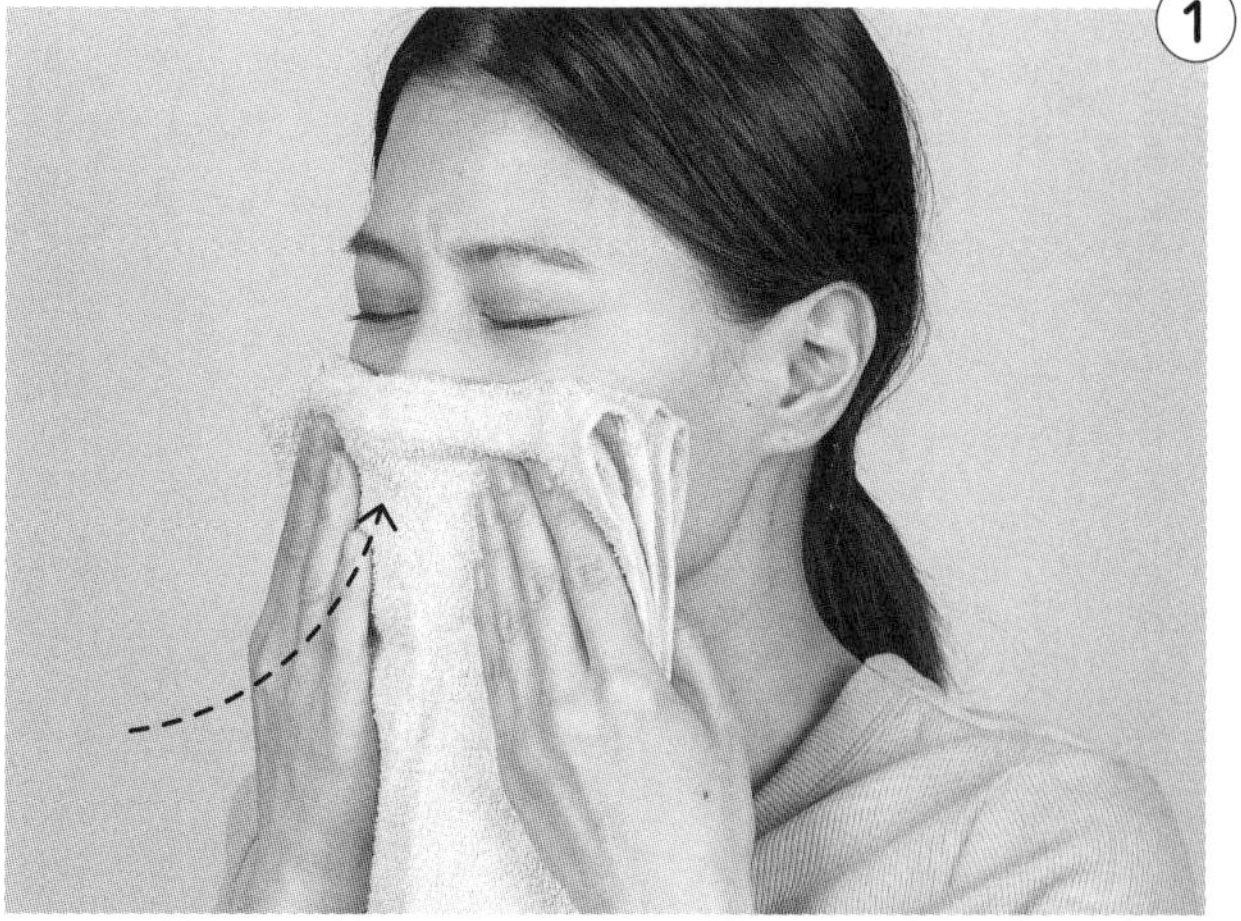

ぬらして温めたタオルに顔をつけて鼻から息を思い切り吸う

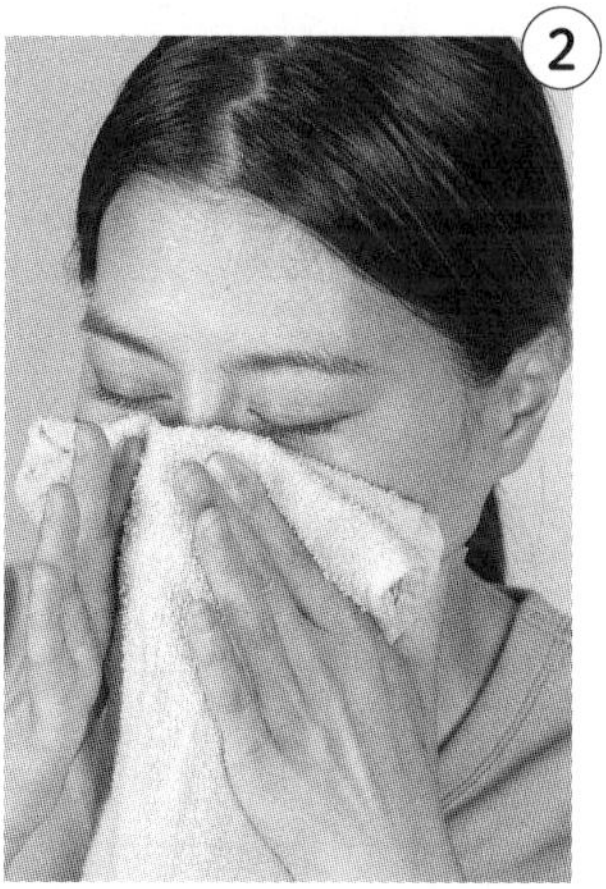

ついでに、鼻筋をマッサージする

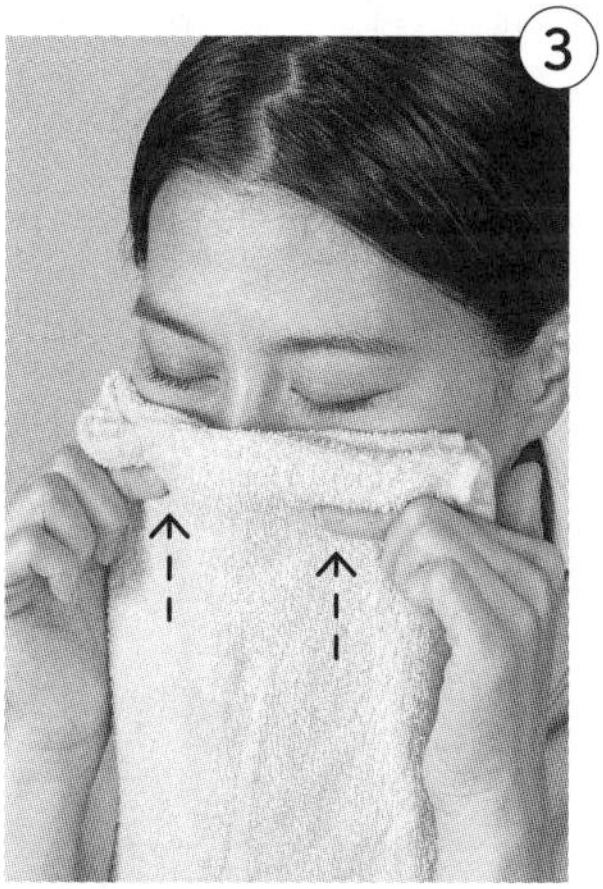

あわせて、ほほ骨に沿ってツボ押しする

鼻の粘膜が蒸気で温まり、鼻づまりが一時的ですが改善されます。花粉症の時期などに鼻が詰まるとき、薬を飲めない患者さんや、妊娠中の人にもおすすめできる安全な方法です。

このときに鼻筋をマッサージしたり、ほほ骨に沿ってツボを押したりすると、いっそう鼻の不快感がなくなります。

目から空気が出てしまう人は

耳抜きをすると、目の端から空気が漏れてしまう人がいます。それは、まさに耳管が閉じているからです。空気が鼓膜のほうにではなく、目に行ってしまったわけです。耳管よりも涙管と鼻の管のほうがはるかに細いのに、目のほうに行ってしまうというのは耳管が閉じている証しです。

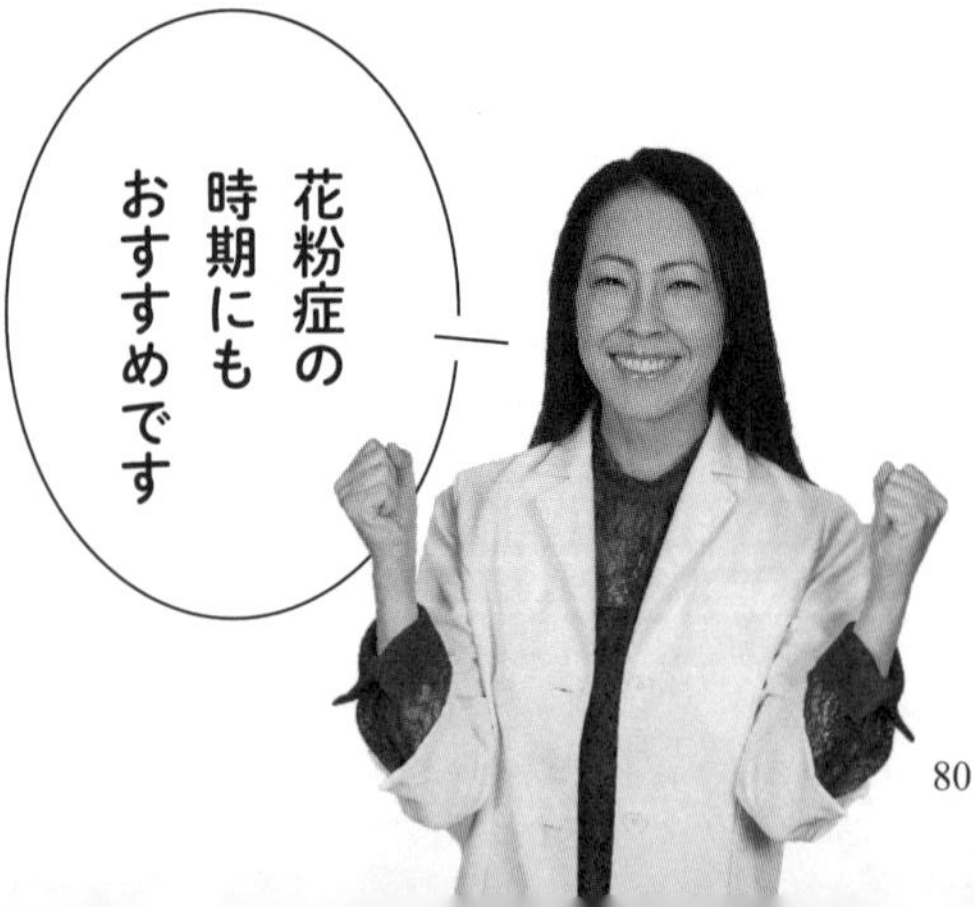

そういう人は、まず夜に「アオアオ発声法（62ページ）」をしっかりやって、少しずつでも耳管を広げていくしかありません。

ただし、**咽頭腫瘍《いんとうしゅよう》や上咽頭腫瘍《じょういんとうしゅよう》ができている人も、耳抜きで空気が目から抜けます**。ですから、耳抜きをして空気が目に行った人は、耳鼻咽喉科に行って、鼻の内視鏡を使った検査を受けてください。そこで腫瘍や炎症があるかないかを調べてもらいましょう。

「鼻の内視鏡」と聞くと怖がる人もいますが、全然痛くないですし、わずか1分ほどで終わります。鼻の内視鏡は、胃の内視鏡の3分の1ぐらいの太さしかありません。

もうひとつ、アデノイド（上咽頭にあるリンパ組織のかたまり）が原因である場合もあります。アデノイドは小学校の高学年になると小さくなっていくものですが、もしも成人になってもアデノイドが残って難聴はもとより鼻づまりや発熱の原因となっているのであれば、手術で取ったほうがいいでしょう。それで耳管も通りやすくなる可能性も高いのです。

「アオアオ発声法」で「耳管」を広げる

おさらいすると、耳と鼻と喉をつないでいる通路が「耳管」です。耳管の出入り口を「耳管開口部」といいます。

耳管開口部が硬くなると、耳管が広がりません。そうすると鼻から鼓膜のほうまで空気が抜けないために、デンオン性難聴が発症します。ですから**耳管開口部を柔らかくする**必要があるのです。

「アオアオ発声法」は単純に「ア」と「オ」を繰り返すだけですが、顎を動かすことで耳管を動かし、耳管開口部を柔らかくすることができます。開口部が柔ら

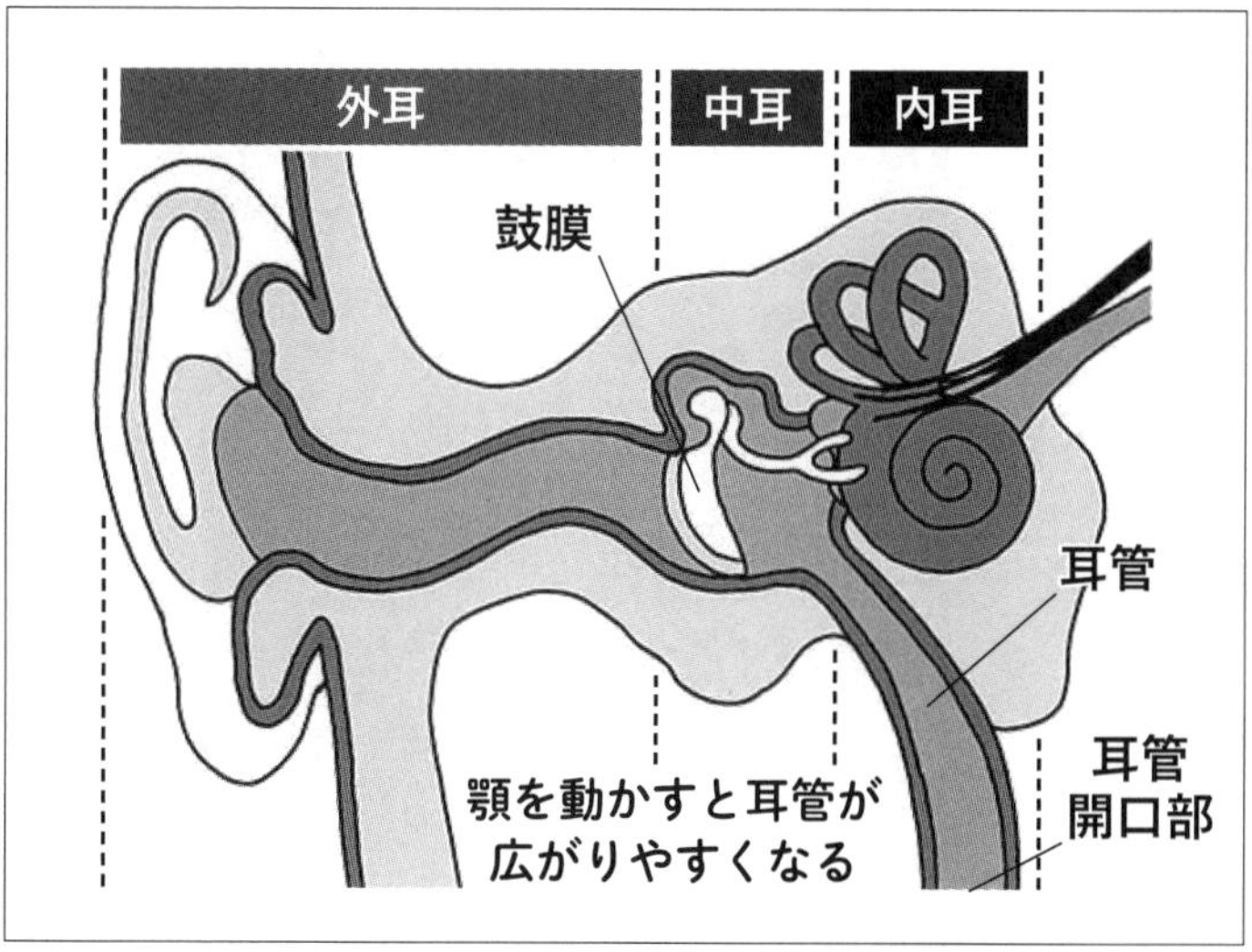

かくなれば空気が入りやすくなり、耳管がちょっと広がりやすくなります。
また、アオアオ発声をした後なら、「あくび耳抜き法」がしやすくなります。

「アオアオ発声法」ですが、なぜ「アオ」なのかと聞かれることがあります。「アイウエオ」という母音のなかで、「イ」と「エ」は唇を横に引っ張りますが、「ア」と「オ」は唇が丸くなります。
この形だと耳管が開きやすくなります。「ウ」も丸く開きますが、唇を前に引っ張ってつぼめてしまうので、

「ア」と「オ」のような効果がありません。

飛行機が離陸して高度が上がるときや着陸するとき、高速エレベーターに乗ったときなどに、耳が詰まるような感じがしますよね。そういうときに、このアオ発声をしても耳づまりが解消します。耳管が開いて、鼓膜の内外の圧が整うからです。

人目が気になるときは「ア」と「オ」の口の形だけ作りましょう。マスクの中ならほとんど気づかれません。

「餃子耳法」の目的は鼓膜を動かしやすくすること

「餃子耳」と聞くと、ラグビーや柔道の選手の変形した耳を思い浮かべる人がいるかもしれませんが、それとは違います。

耳全体を内側に折り曲げてください。横から見ると、ちょっと餃子みたいに見えるでしょう。

餃子耳にすると、外からの圧がなくなります。そのまま声を出すと、自分の声がすごく響くでしょう。そこで耳を開放すると、外気が一気に入ってくるので、鼓膜が刺激されます。血流も一気に加速するので、鼓膜が動きやすくなります。

「あくび耳抜き法」は身体の内側から鼓膜を動かす方法ですが、「餃子耳法」は身体の外側から鼓膜を動かします。両方からアプローチするのがベストです。

耳鳴りや難聴で耳鼻科に行くと、鼓膜マッサージ機を使った治療を受けます。これもマメにやらないといけない治療ですが、「餃子耳法」はこれとほぼ同じ効果があります。**餃子耳法は、耳鼻科の鼓膜マッサージとほぼ同じ効果を得られる手軽な方法**だということです。

「耳マッサージ法」の目的は「血流改善」と「自律神経の安定」

耳のマッサージは、**血流をよくして、「聞こえの神経」に栄養を届けます。**

また、自律神経のひとつで身体をリラックスさせる「**副交感神経」の働きが優位になる**ため、ストレスのたまった気持ちを和らげてイライラや不安を抑えます。

自律神経のバランスが整うと、耳鳴り、難聴、ともによい効果があります。

耳マッサージ法は医師会が提言しているほど、効果のある方法です。

耳には大きな「ツボ」がたくさんあります。ツボは東洋医学の考え方で、神経節（神経のターミナル）を意味していますが、約360個あるとされる全身のツボのうち100個以上が耳にあります。耳鳴りや難聴の予防や改善に有効であるだけでなく、ダイエットや免疫力を上げるのにも役立ちます。

人目のある会社や電車の中で足裏を揉むことはできないでしょうが、耳を揉むことならできますよね。そう、耳のマッサージは場所を選びません。また、気持ちがいいので習慣にしやすいはずです。

特に遺伝性難聴で早めに難聴が起きるご家庭の人は、30代後半ぐらいから耳のマッサージを習慣化するするといいでしょう。難聴の予防だけでなく、自律神経も安定するし、リンパの詰まりも取れるので、やって損はありません。

準備体操「リンパマッサージ」もおすすめ

もうひとつ、おすすめしたいマッサージがあります。耳マッサージの前にやる「リンパマッサージ」です。

顔と耳の境目を下から上へ、次に耳の後ろから耳たぶの下に向けて、2方向に

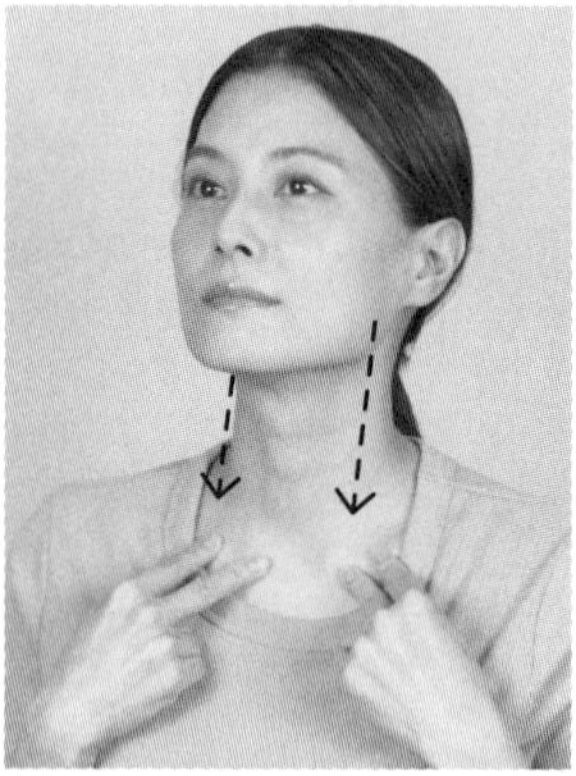

鎖骨まで流すように手を
動かすと、より効果的

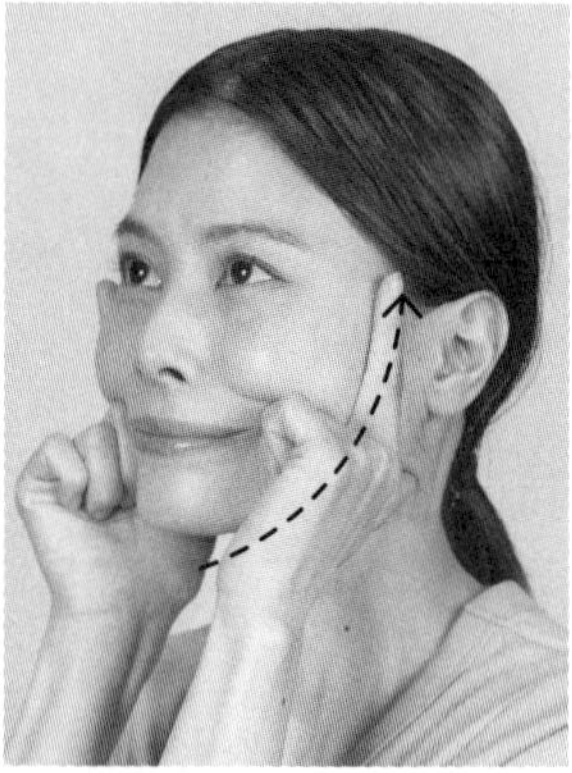

顔と耳の境目を下から上へ

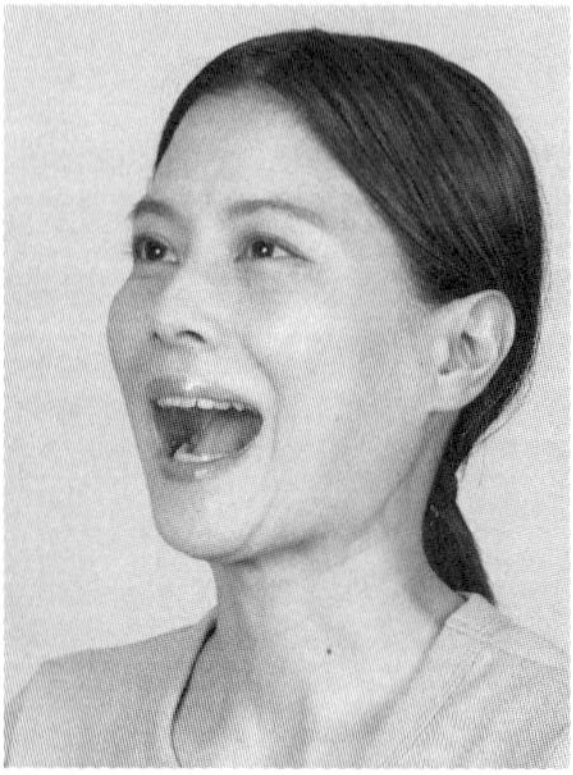

口をアグアグと開閉する

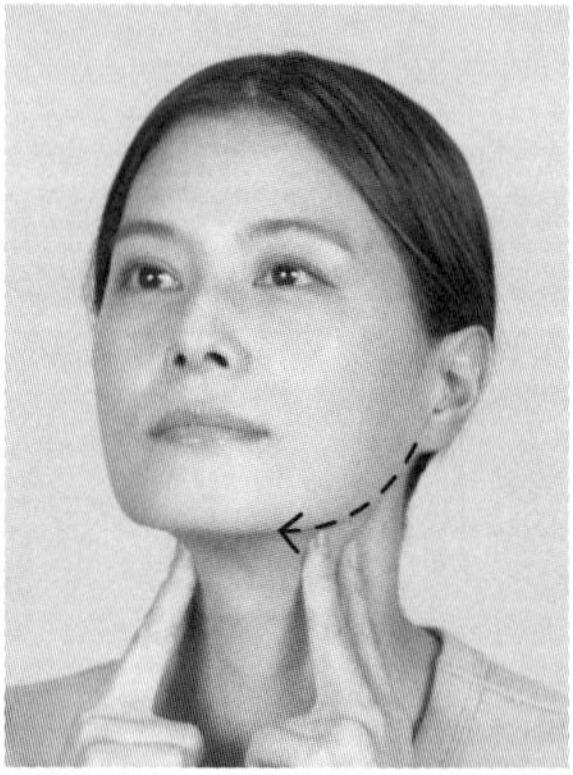

耳の後ろから耳たぶの下を
通って、V字を書くように

V字を書くようにマッサージします。そのまま鎖骨まで流すように手を動かすと、より効果的です。強くこするのではなく、**優しくなでれば十分**です。乳液やクリームをつけてやれば、滑りがよくなります。

このあとで**口をアグアグと開閉する**と、リンパ節の周りの筋肉に圧がかかり、老廃物が流れやすくなります。ただし、やり過ぎると顎に負荷がかかるので、5回ほど軽く開ける程度にします。

リンパマッサージは、耳マッサージ法をやる前の準備体操として行うと効果が出ます。時間に余裕があるときにやってください。毎日やる必要はありません。

「耳マッサージ法」は温かい手でやる

耳の皮膚は意外に冷えています。耳マッサージは温かい手や指で刺激を与えることになるので、耳の血流アップにもなります。耳を手で包むだけでも効果があ

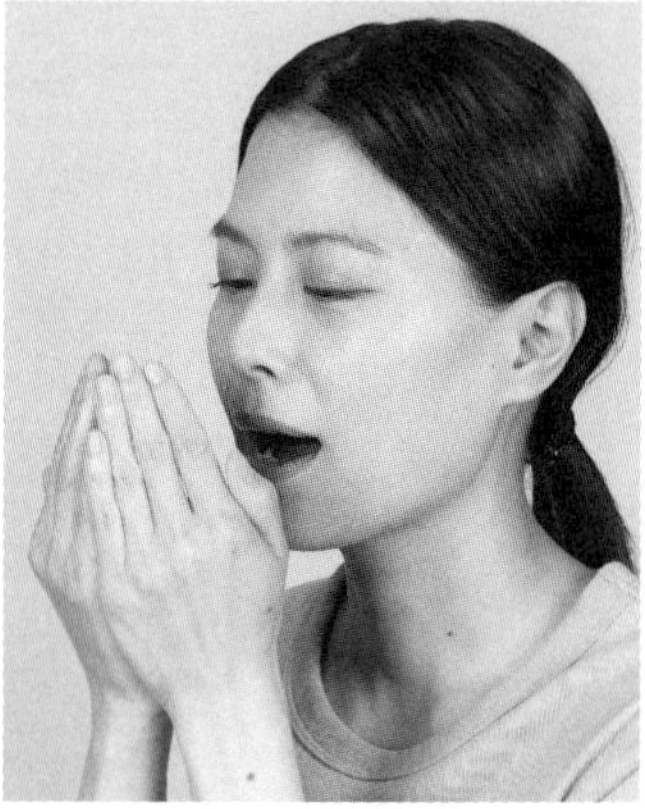

手を温める

↓

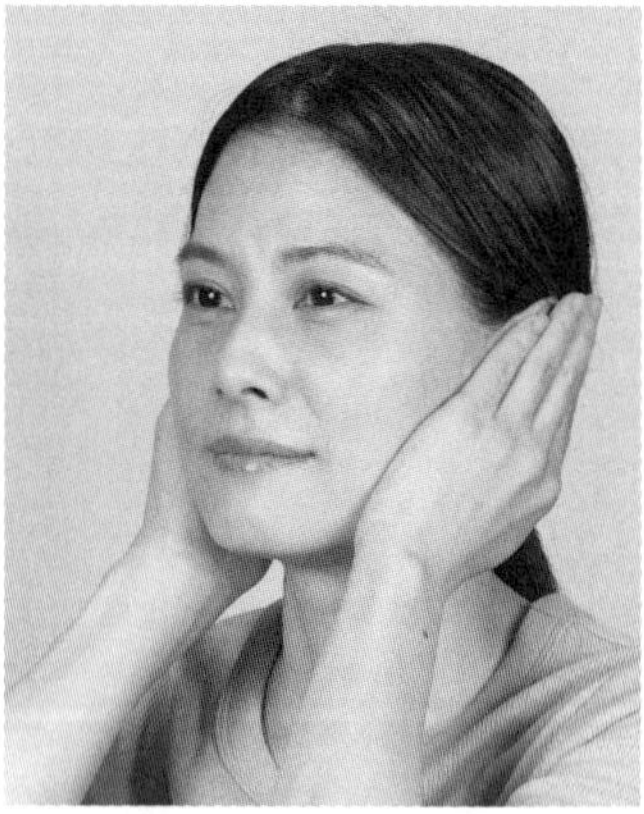

温かい手で耳を手で包む

ります。

同じ理由で、**お風呂の浴槽に浸かりながらのマッサージも効果的**です。

「耳マッサージ法」の効果はこんなに！

耳マッサージ法は、**頭痛・不眠・倦怠感**などの不調を和らげる効果があります。「耳マッサージをすると落ち着く」というパターンができれば、悪習慣や気分の不調をリセットするきっかけにもなるでしょう。

「ストレスが原因の過食を防ぐ」「腸の働きをよくする」という効果もあります。「耳つぼダイエット」という言葉もあるように、西洋医学的なエビデンスはありませんが、効果は期待できます。

さらに、耳の周囲にあるリンパ節にたまった老廃物を流すことで、むくみやたるみが消えて、**フェイスラインが引き締まり、お肌の透明感がアップ**する作用もあります。

耳鳴り&難聴リセット法は続けることが大切

短くていいから習慣化することがポイント

耳鳴り&難聴リセット法は毎日の習慣化が大切です。

やり方はできるだけ続けやすい方法を選びましょう。つい忘れてしまうことがないように、ひとつやって次の体操は3時間後、などと間をあけるのではなく、できるだけ続けていっぺんにやるほうがいいでしょう。

理想のパターンは、たとえば次のような感じです。

朝→「**餃子耳法**」「**耳マッサージ法**」「**あくび耳抜き法**」

昼→「餃子耳法」「耳マッサージ法」「あくび耳抜き法」
寝る前→「アオアオ発声法」「あくび耳抜き法」「餃子耳法」「耳マッサージ法」

耳鳴り&難聴リセット法は、以前なら週に2、3回耳鼻科に通って受けていたはずの通気治療や鼓膜マッサージの代用になります。

根を詰める必要はありませんが、**「毎日続ける」**ことを心がけてほしいのです。

正直に言うと、毎日やらなくても、1週間に2、3回でもいいのです。毎日やったからといって、週に2、3回するよりも飛び抜けた効果があるわけではありません。

ですから「毎日やる」と決めておき、1日や2日サボったぐらいなら、あまり影響はありません。そう、サボっていいのです。

でも1週間サボると、せっかく「健康耳」方向にUターンしていたのが、再び向きを変えて悪くなっていきます。

ですから、「月」「水」「金」とするのでもいいのですが、**習慣づけるために「毎日」やることをおすすめします**。毎日やると決めておいて、たまに1日、2日、「あ、忘れた」があって、ちょうど「月」「水」「金」になる、という感じです。

1週間さぼったら、ほぐれた鼓膜が再び硬くなるので今までの努力がもったいないことになってしまうと覚えておいてください。

〝ついでに〟〝自然に〟継続できる

会社勤めの56歳の患者さんの話です。彼は耳鳴りのためにひどい寝不足になっていました。そのためいつもイライラして、仕事に集中できない、なんとか耳鳴りを治したいとクリニックに来ました。

ただ、仕事が忙しいので通院はできない、それならと耳鳴り&難聴リセット法を教えたのですが、それも忙しくほとんどやらず、なかなか改善しませんでした。

いろいろ話をして気づいたのは、彼は無類のコーヒー好き。仕事前、昼食事、そして寝る前に必ずコーヒーを飲んでいるようなので、それならコーヒーを飲むときに耳鳴り＆難聴リセット法をやるように習慣づけようと指導したのです。ものごとを習慣化するには、日常生活に紐づけてやることが大切だと私は考えています。

彼は「コーヒーを飲む＝耳鳴り＆難聴リセット法」で紐づけることで、見事に習慣化ができたようです。そして、わずか１週間で耳鳴りが改善したそうです。

毎日続けるためにとにかく「習慣」にすることです。**「入浴しながら」「お風呂上がり」とか、「寝る前」など、習慣づけしやすい時間帯を決めおくといい**と思います。

必死になり過ぎる必要はありません。「健康のためなら死ねる」というジョークのような言葉があって、実際、決死の覚悟で健康法を実践している人もいます

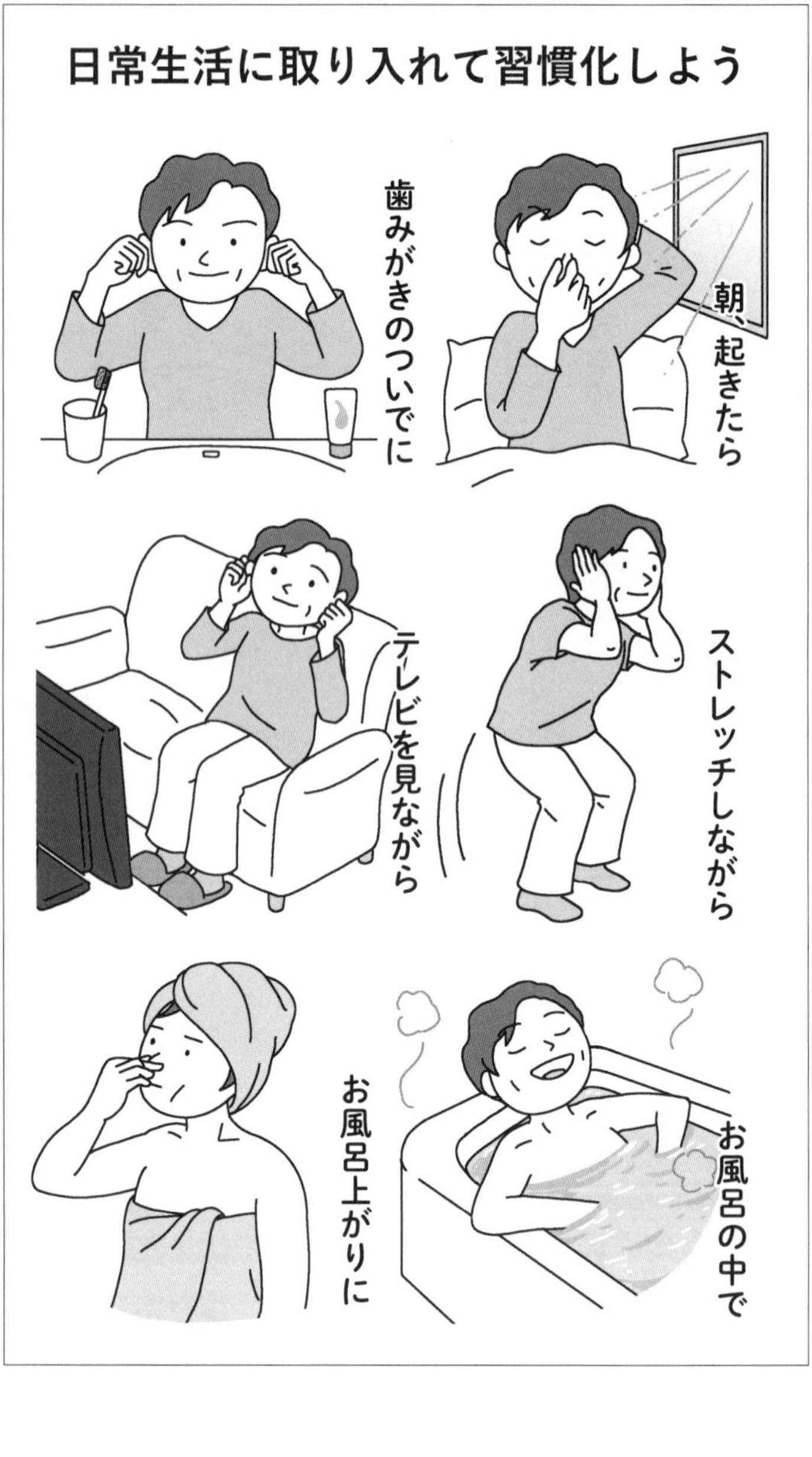
日常生活に取り入れて習慣化しよう
朝、起きたら
歯みがきのついでに
ストレッチしながら
テレビを見ながら
お風呂の中で
お風呂上がりに

が、そんな強迫観念に踊らされるのではなく、普通の生活の中にセルフケアを自然に取り入れてください。

「やらなければ」という強迫観念があるとストレスになります。ストレスは難聴によくないということを、よく覚えておいてください。

時間にしても、「アオアオ発声法」と「耳マッサージ法」は1分ぐらいずつ。「あくび耳抜き法」と「餃子耳法」は数秒でできます。大して時間はかかりませんので、気楽な気持ちでやりましょう。

効果の高い方法に絞って実践する

難聴を改善する方法は、ほかの本などにもたくさん紹介されています。足踏みとか、四股踏みとか、ふくらはぎ揉みなど、下半身からアプローチする方法も目にします。

もちろん、それらをやれば血流がよくなるので、いいには違いありません。でも、それほどたくさんの種類をやる必要はありません。

効果の高い方法に絞って習慣化するほうが、はるかにいいと私は思います。その効果の高い方法が、耳鳴り&難聴リセット法です。

もし時間に余裕があるのであれば、4つの方法以外に、「頭皮を揉む」のはいいと思います。

浅側頭動脈《せんそくとうどうみゃく》という、耳に行くいちばん大きな血管があります（イライラした人のこめかみがピキッとなる漫画表現がありますが、これは浅側頭動脈から頭に血が上る様子を表しています）。そこを中心に揉むだけでも血流がよくなるので、それはおすすめです。

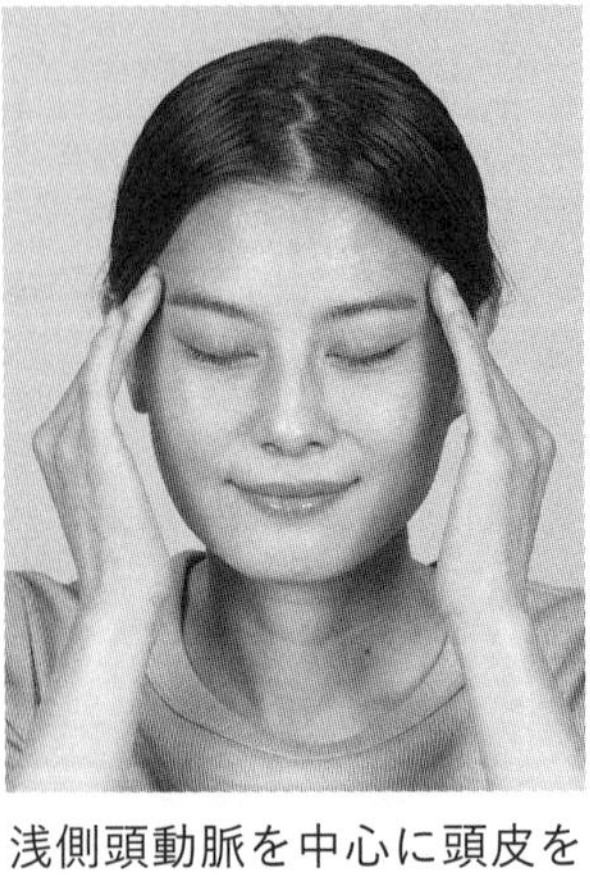

浅側頭動脈を中心に頭皮を揉む

なんであれ「血流をよくする」には、一度血流を止めて、解放すればいいので、それを念頭に置いてやってみてください（止め過ぎたらいけません）。

ですが、これも無理に追加する必要はありません。本書で紹介している4つの方法だけを続ければ十分です。

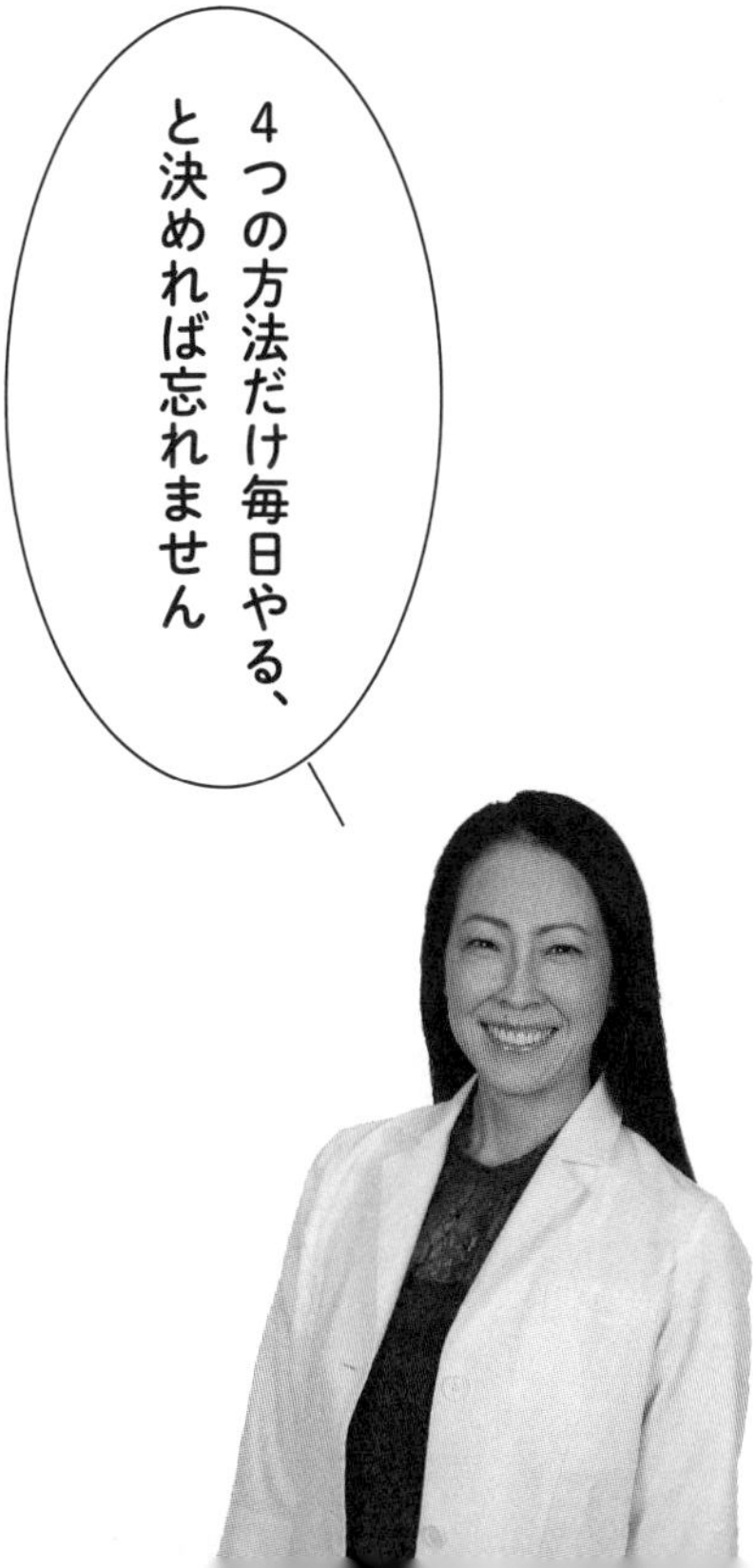
4つの方法だけ毎日やる、
と決めれば忘れません

耳鳴り&難聴リセット法は耳鼻科での治療が自分でできる方法

耳鼻科が「週に2、3回来てください」と言う理由

昔から耳鼻科では、難聴や耳鳴りがする患者さんに週に3回ぐらい通ってもらっていました。それは「通気治療」と「鼓膜マッサージ」をするためです。

「通気治療」というのは、鼻からカテーテルという細い管を入れて、耳に空気を送る治療です。通気治療をすれば、耳と鼻をつなぐ耳管が広がり、鼓膜の奥に直接空気を送り込めます。耳管を通じて鼓膜に空気を送ることができれば、デンオ

ン性難聴のせいで動きが悪くなっている鼓膜を動かすことができます。

耳管の内側は、「粘膜」でできています。粘膜には、年齢とともに萎縮したり閉じる方向にいくという性質があります。そのため中高年以降になると、耳管の内側は狭くなり、硬くて動きにくくなるのです。年齢が上がれば上がるほど、耳管が硬くなっていきます。また、男性よりも、脂肪が多い女性のほうが硬いといわれます。


耳管が硬くなって動かなくなっている人は、耳管を動かさないといけません。耳鼻科では通気治療によって、狭くなっている耳管は広がるように、広がり過ぎていれば定位置へ戻るように調節します。デンオン性難聴の患者さんの鼓膜の位置はズレているのですが、その位置も正常に戻していきます。

週に3回通ってもらえれば、粘膜が収縮するよりも早く広げることができます。ですから、難聴の患者さんに一般の耳鼻科医は「週に2、3回来てください」と言っています。

耳鼻科で行っている**「鼓膜マッサージ」は、耳から器具を入れて振動を送り、鼓膜を動かす**治療です。「鼓膜を動かす」ということでは通気治療と同じですが、通気治療は鼻から、鼓膜マッサージは耳の外からアプローチするわけです。

耳鼻科の「通気治療」「鼓膜マッサージ」は自分でケアできる

けれども私のクリニックでは、週に3回ではなく、「2週間に1回」来てもらいます。代わりに耳鳴り&難聴リセット法によるセルフケアを、家でやってもらいます。

「短くてもいいから家でセルフケアを毎日やってほしい。その代わり、クリニックに来るのは2週間に1回でいいから」と言っています。**セルフケアをちゃんとやれば、週に3回耳鼻科に行くのと効果は同じ**なので、難聴がまだ軽かった頃に戻れます。2週間に1回ぐらいはクリニックに来ていただきたいのですが、それほど頻繁にお金と時間を使って通う必要はありません。

3カ月のセルフケアで改善を実感できる

難聴の程度や年齢によって違いますが、だれでもこのセルフケアを**3カ月間まじめにやれば、聞こえる音が5〜10デシベルは上昇したと感じられる**はずです。

デンオン性難聴よりもカンオン性難聴のほうが強い人には、少し効果が弱いのですが、それでも3カ月やれば、最低5デシベルは上がります。テレビの音量も、機種にもよりますが、たいてい1、2目盛りは下げて大丈夫になるはずです。

では第1章の最後に、あらためて耳鳴り&難聴リセット法の効果についてまとめておきたいと思います。

耳鳴り&難聴リセット法の効果①　「耳管」を動かして広げる

「耳管」は中耳と鼻の奥をつなぐ細い管状の通路です。ふだんはほとんど閉じていますが、唾液を飲み込んだりあくびをしたりすると一時的に開いて、中耳の中の気圧を調整します。

本来なら、しゃべったりご飯を食べたりするだけで、顎が動いて耳管が広がり、鼻から耳に空気が抜けるはずです。

ところが、耳管の内側は粘膜でできています。粘膜はほうっておくと閉じる方向にいってしまう性質があるため、耳管も歳を重ねると縮んで硬くなっていきます。そうなると**空気が抜けず、鼓膜の内外の気圧が調整されません。**

デンオン性難聴は鼓膜の動きが悪くなって起きるのですから、耳管を柔らかくして、動きをよくして、空気を通りやすくすることが必要になるわけです。

顎を上下に動かすだけでも、耳管は柔らかくなります。ただし、ひんぱんにガクガクするまでやると顎関節症になってしまうので、注意しないといけません。

耳鳴り&難聴リセット法を正しく行えば、安全に耳管を柔らかくすることができます。

耳鳴り&難聴リセット法の効果②　「血流」をよくする

あなたの身体の細胞はすべて、血液から「酸素と栄養」を送り届けてもらっています。ですから血流が豊かなところは、細胞が元気です。脳の細胞もそうですし、耳の細胞ももちろんそうです。

内耳の中には、音を感知するための特殊な細胞（聴覚細胞）があります。**耳の血流が悪いままでは、聴覚細胞も栄養不足になり、聞こえをよくすることは不可能**です。ですから、このようにセルフケアを続けて耳の血流をよくすることを目指します。

耳の血流をよくするのは、聞こえの神経に栄養を与えるためです。血流改善は神経そのものに働きかけるので、カンオン性難聴のほうにより効果があります。

耳鳴り＆難聴リセット法の効果③「自律神経」を安定させる

自律神経は、体温調節、消化、血液循環などをコントロールする身体の司令塔です。自律神経が乱れると、頭痛、不眠、倦怠感のほか、さまざまな不調が起こります。

音は、最終的に脳が感知するものですが、その脳は自律神経にも関わっています（脳だけではありませんが）。ですから、**自律神経が安定していないと、脳が「音」を「音」として認識することにもトラブルが生じます**。

自律神経のバランスが崩れて脳の興奮状態が続いたり血流が不足したりすると、聞こえにも影響してしまうので、自律神経のバランスを保つのはとても重要なことです。

自律神経のバランスをとるには、リラックスして気持ちを落ち着かせることが必要です。このセルフケアは、耳を通じてあなたのメンタルにもよい影響を与えます。

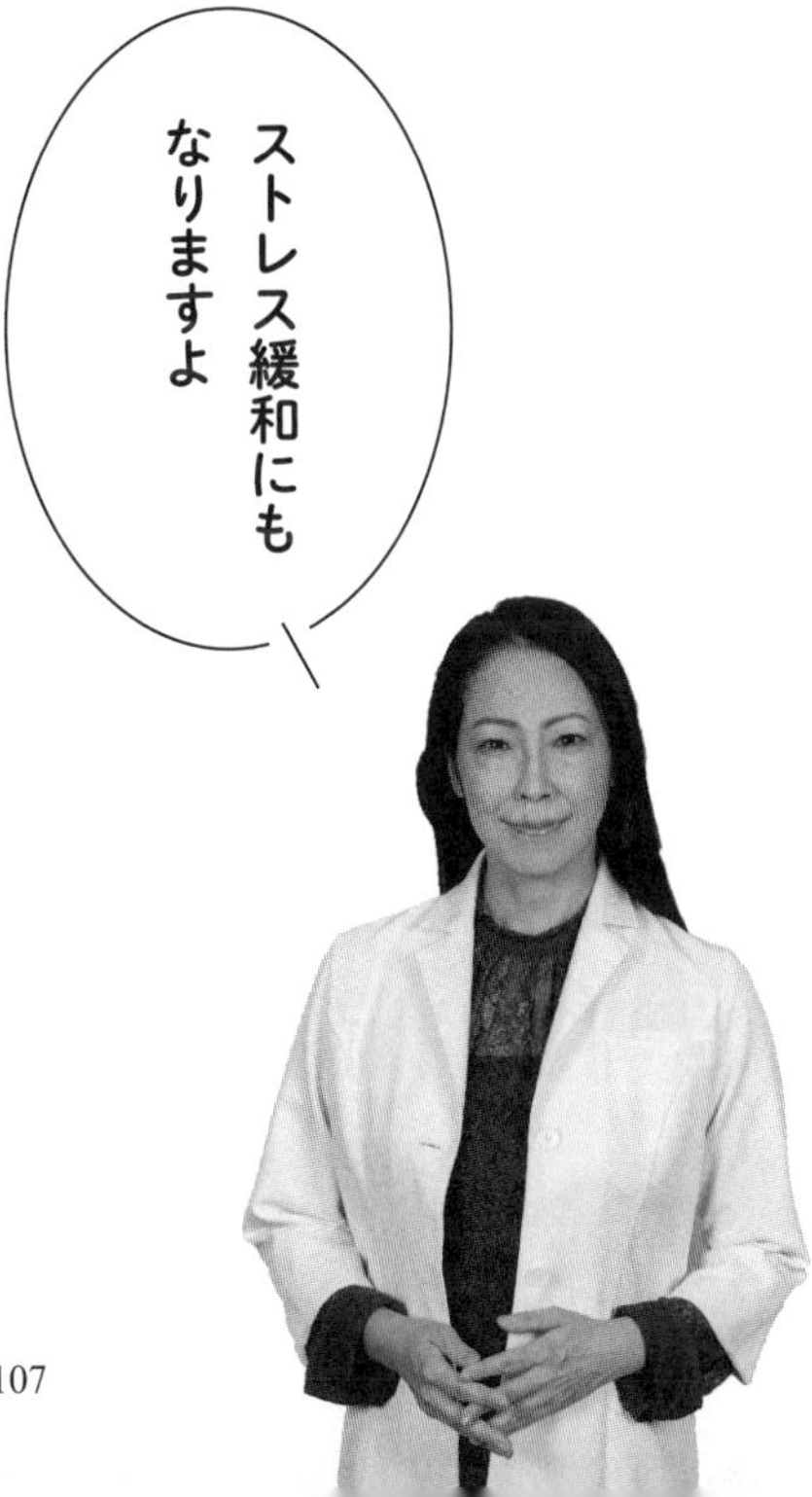

第2章

改善した人は1万人！耳鳴り＆難聴リセット法でこんなによくなった

耳鳴り、難聴が改善して人生が変わった!

耳鳴り＆難聴リセット法は裏切らない

私のクリニックにいらっしゃる患者さんはもちろん百人百様ですが、「聞こえにくい」というつらさを抱えていることは共通しています。そのつらさに真正面から挑んでよくなろうとする人もいれば、つらさから逃げて内にこもろうとする方もいます。

そんな人が、耳鳴り＆難聴リセット法を実践することで、よくなってきた事例をいくつかご紹介しましょう。

「もう耳はよくならない」とあきらめていた人が…

Aさんには目の障害がありました。白杖《はくじょう》を突いて、いつも息子さんに連れられて来院なさっていました。

最初に来院した時点で、すでに行政から補聴器を支給してもらえるほど重度の難聴に進行していたので、私はすぐに補聴器を支給してもらえるように申請書を書きました。補聴器を着けたうえで、耳鳴り&難聴リセット法で難聴を少しでも治していく治療方針です。

ところがAさんは、支給された補聴器を着けてくれませんでした。すでに「見えない」という障害を抱えていたので、「聞こえない」という事態も受け入れてしまったのでしょうか。耳だけでもよくしようと真剣に思ってくれないのです。少し性格が意固地になっていて、難聴に対してもよくなることを拒否しているかのようでした。

ある日のこと、私はAさんの耳、鼻、喉以外のところに起きた、命にも関わる異常に気づきました。私はすぐに大きな病院への紹介状を書いたのですが、Aさんはまったく予約を取ろうとしません。

私は腹を立てて怒鳴りました。

「自分の身体のことなのに、なんで真剣に向き合ってくれないんですか！　補聴器だって、着けなければ道で車に轢かれて死んじゃいますよ！　Aさんの耳は、目でもあるんです！」

私の剣幕に驚いたAさんは「先生、おっかないねえ」とつぶやいていましたが、その日を境にようやく補聴器を着けてくれるようになりました。そして、ときどきサボりながらも、「あくび耳抜き法」と「耳マッサージ法」をやってくれるようになったのです。

そして、3カ月。自宅でのセルフケアの効果が出てきました。

補聴器は今でも着けています。でも、すでに「無料で支給」してはもらえないレベルにまで治ってきています。

難聴になりやすい職業もある

職業上、どうしても耳への負荷が大きく難聴になってしまう方は少なくありません。

Bさん54歳はプロのビオラ奏者でした。ビオラやバイオリンは、耳のすぐそばで音が鳴ります。Bさんにとっての日々の練習が、そのまま騒音曝露《そうおんばくろ》になっていました。騒音曝露とは「騒音にさらされること」。もちろん美しい音楽を「騒音」とは普通呼びませんが、医学的には「騒音」になってしまうのです。

Bさんはアレルギー性鼻炎があったこともあり、「耳管狭窄症《じかんきょうさくしょう》」(261ページ)という病気になっていて、そのせいで聞こえにくくなっていました。耳鳴りもしています。

私はBさんに「アオアオ発声法」と、「あくび耳抜き法」を毎日3回やってもらい、2週間に1回来院してもらったときに「通気治療」を続けました。

その結果、大幅に聴力が改善したのです。それと同時に、彼女を悩ませていた耳鳴りも、ほとんどなくなりました。

なお、Bさんの聴力がどれほど改善したのかは、246ページのグラフを見てもらえればよくわかります。

爆破作業で悪くなった耳が半年で回復

Cさんは発破技士でした。いろいろな現場に行って、火薬を爆破させるのが仕事です。55歳になった今は内勤になっていますが、若い頃は常に爆破音にさらされていたので、「騒音性の難聴」になっていました。クリニックでも、かなり大きな声で話さないと話が通じません。

外で爆破作業を毎日していた頃には特に困っていなかったのですが、内勤になって静かな環境になり、自分がほかの人と違って「普通の声が聞こえていない」ことに気づきました。仕事のコミュニケーションにも支障が出ていたため、悩んだあげく、私のクリニックに来られたのでした。

若い頃から騒音にさらされていると、治りはけっして早くありません。それでもCさんには「あくび耳抜き法」と「耳マッサージ法」を中心にセルフケアをしてもらったところ、半年足らずでかなり回復しました。職場での意思疎通がうまくいくようになり、Cさんは本当にうれしそうでした。

88歳でも聴力が8デシベル上がった

Dさんは88歳、米寿です。ご高齢ということも相まって、少々頑固な方でした。

ほとんど話をしてくれないのです。私が話しかけても、ごく簡単に返事をするだけ。検査も受けてくれません。おそらく難聴だけでなく耳鳴りもあると思うのですが、自分からはそれも言おうとしません。

耳鳴り&難聴リセット法を実践してもらうためには、それに納得がいき、なおかつ「治りたい」と思う気持ちが必要です。そのためには医師に心を開いてもらう必要があります。私は根気強く話しかけました。今思えば、それでも月2回通院してくれていたので、本人も聞こえないことで寂しかったのだと思います。

少しずつ、少しずつ、Dさんは話をしてくれるようになりました。「今日は暑いな」から始まって、「耳が蒸れてかゆいんだ」とようやく耳の悩みも訴えてくれるようになったとき、私は本当にうれしかったです。ようやく検査も受けてくれました。

Dさんには「あくび耳抜き法」と「アオアオ発声法」を週に2、3回やってもらえるようになりました。その結果、11カ月かかりましたが、左耳の聴力が8デシベルも上がったのです。検査結果でその成果を知ったDさんは、がぜんヤル気を出しました。今も一生懸命に「あくび耳抜き法」をやっています（Dさんの聴力の変化は、247ページのグラフを参照）。

耳は少しずつ悪くなっていく

「音が聞こえにくい」「言葉が聞き取りにくい」、あるいは「まったく聞こえない」という症状を、「難聴」と呼びます。

私が日々、難聴の人を診察していて実感するのは、「いつ頃からどう悪くなったのか」を自覚していない患者さんがとても多いということです。

診察室では、最初の問診で、次のような会話がよく交わされます。

私　「ちょっと聞こえにくいなと、最初に感じたのっていつですか」
患者さん　「う～ん、10年前ぐらいだったでしょうか」
私　「10年ぐらい前？」
患者さん　「いや、もっと前ですね。たぶん20年か30年ぐらい前……」

なんてざっくりした時間感覚でしょう。でも、難聴の患者さんにはこういうことが珍しくありません。みなさん、ちゃんと覚えていないのです。

それは、その難聴が加齢によるものだからです。

「急に聞こえなくなった」のであればあわててクリニックに飛び込む人でも、長い間に少しずつ聞こえにくくなってきたために、なんとなく気になっていても、クリニックに行くのはついつい後回し。「聞こえにくい耳」となんとなく折り合いをつけて生活し続け、クリニックに来るべき最初の時機を逃したのです。

そんなふうに、**少しずつ悪くなるのが「加齢による難聴」**です。ですから、「いつの間にか、こんなに聞こえにくくなっていた」となるのです。

本書で扱うのは、この加齢によって進んだ難聴、いわゆる「加齢性難聴」です（「老人性難聴」と呼ぶ人もいますが、私はご年配の人に失礼なのでその言葉は使いません）。

「歳だから、しかたない」という医師の言葉はウソ

自分でもなかなか変化に気づかず、時間感覚を失った加齢性の難聴は、実は医師にもその芽を摘むことが簡単ではありません。

実際、**「何軒もクリニックに行ったけど、どこでも『歳だから、しかたないですね』と言われただけ。結局、何もしてくれなかった」**とあきらめてしまった人もいます。

医師から「これはもう補聴器しかないんだよね」と言われ、治療らしい治療を受けることもなく補聴器を買い求めた人もいます。その補聴器で満足できたわけではないのに、「こんなもんだよね」とあきらめている人が多いのです。

「歳だから、しかたがない」と本人もあきらめ、ご家族も同じように「お父さん、近頃ずいぶん耳遠くなったけど、もう歳だからしかたないよね」とあきらめてしまっているのかもしれません。

「あきらめる」って、そんなに簡単にできるのでしょうか。本当は苦しいから、うちのクリニックにも来てくれるのでしょう。

「残り何十年もの人生、あきらめちゃうんですか。聞こえなくて、楽しくなくていいんですか」そう何度も私は患者さんに言っています。

たとえ医師から「歳だから、しかたないですね」と言われたことがあっても、あきらめないでください。そんなことはありません。まだやれることはあります。

「歳だから、しかたない」というのは、医師としていちばん恥ずべき結論です。

難聴を改善すれば、認知症も食い止められる

あきらめてしまった人に声を大にしてお伝えしたいのは、**「難聴をほうっておいたら、今よりももっと悪くなる一方」だということ**。

加齢とともに進む難聴は、けっして自然に回復することはありません。それどころか、難聴のほとんどは「進行性」なので、どんどん悪くなるばかりです。加齢性の難聴は少しずつ悪化していくので変化に気づきにくいものですが、それでも5年や10年のスパンで振り返ってみると、確実に進行していることが自覚できるはずです。

難聴が認知症と絡んでいる場合も多々あります。難聴をほうっておくと、認知症も進んでしまうことも、論文等で多数報告されています。逆に言えば、**難聴を**

改善させることで、認知症も進行を食い止められることがあるのです。

難聴が軽い段階で耳鳴り&難聴リセット法を始めるほうが、とても効率がいいのです。始めるのが早ければ早いほど、治るのが早くなります。

言い換えると、長くほうっておくと、セルフケアを始めれば多少の改善はするものの、その治り方は遅く、弱くなります。とはいえ、どんな状態からでもやるのとやらないのとでは雲泥の差が出ます。

だから、この本を手に取った今から始めていただきたいのです。二度と、あなたの口から「あきらめた」と言わせない自信が私にはあります。

今よりも耳がよくならない人はいません!

加齢による難聴は、耳鳴り&難聴リセット法で「改善する」と私は自信を持ってお伝えします。

もちろん一朝一夕というわけにはいきません。ほうっておいた期間が長ければ長いほど、改善にも時間がかかります。難聴の「改善にかかる期間は、ほうっておいた期間の3倍」というデータもあります。そして残念ながら、若い頃とまったく同じ聴力にまで戻ることはないでしょう。

それでも、絶対に今よりは改善します。20歳の聴力には戻れなくても、今の年齢の7掛けの年齢の頃には戻れます。60歳の方なら42歳の頃の聴力です。

まだ、**今からでもできることはあります**。どうか、あきらめないでください。

変わってしまった親になかなか気づけないでいた

ある患者さんのお嬢さんが、こんな話をしてくれました。

テレビであちこちの冠水が報じられた大雨の日。彼女は実家のお母さんを訪ねたそうです。帰ろうとして玄関の扉を開けたとたん、室内でも聞こえていたザーザーという雨音のボリュームが一気に上がって、轟音が耳に飛び込んできました。暗くて外はよく見えませんでしたが、土砂降りだということは明らかです。

ところが、玄関まで見送りにきたお母さんが一言。

「雨、やんだみたいね」

会話から耳がかなり遠くなったことはわかっていたものの、こんなに大きな音が聞こえないなんて……、かなりのショックを受けたと言います。

「ほかに何が聞こえてないんだろう。庭にやってくる大好きな小鳥のさえずりも聞こえなくなっただろう。家の近くを歩いていて、後ろからくる自転車のチリンチリンも……」

いつの間にか大切なお母さんの世界がとても狭くなったことを実感して、暗然としながら帰宅した、と私に語ってくれたのでした。

耳が悪くなると、家族もまた思い悩んだり、つらくなったりするのです。

夫婦の会話が減って家が暗くなった

共通の趣味が、テレビでドラマを見ることだったというご夫婦がいました。それぞれの仕事を終え、夕食をとったあと、録画したドラマを一緒に見るのが二人にとっての一日の楽しみでした。

はじめに耳が遠くなったのは夫のほうです。ドラマの台詞が聞き取れず、「えっ、今なんて言った？」と妻に尋ねたり、ストーリーを勘違いしたりすることが増えました。

妻としては、そのたびに視聴が中断されるのにイライラし、「さっき、こう言ってたじゃない。聞いてなかったの？」となじることが増えました。音量についても「大き過ぎる」「いや、これぐらいじゃないと」と言い争いが絶えません。

ある日の夕食後を境に、夫はテレビの前のソファに妻と一緒に座るのをやめました。食卓に座って本を読んでいます。

一人でドラマを見ている妻は、その夫が気になってドラマに集中できません。一人で見るよりも、夫と「ああだ」「こうだ」とツッコミながら見るほうがはるかに楽しかったのだということにあらためて気づき、ドラマを見ながらもどこか胸の中を寒い風が吹いているような気がしたそうです。

家族は遠慮がないだけに、「聞こえない」ことをズケズケ指摘したり、イラついて怒ったりしがちです。

でも、言われたほうは、「何か言うと怒られるかもしれない」と黙ってしまったり、逆に頑固になってしまったり……、つらい思いをすることになります。

自分だって、あと何十年かたったら同じになるということを覚えておきたいと思います。そして、「聞こえない」ことに対する本書の取り組みを、ぜひご家族で共有してもらいたいと思います。

第3章

耳の不調を放置することで楽しい人生をあきらめるのはもったいない

耳はコミュニケーションの要、生活の質に関わる感覚器

長生きするなら「健康耳」が必需品

「人生100年時代」といわれます。でも、ただ長生きするだけでは「幸せ」とはいえませんよね。自分らしく生きて、楽しかったと思える人生でなければ、長生きする意味はそれほどないように思います。

私の老後は、若い人と一緒にゲラゲラ笑いながらおいしいものを食べている姿を思い描いています。そのためには、100歳になってもちゃんと聞こえている「健康耳」でいることが私の目標です。

私だけでなく、私の家族、親族、友人、知人、私の診た患者さんが、みんな「健康耳」を持って、100歳まで生きてくれることが目標です。それが、大病院や大学病院ではなく、「地方の人々の耳を守る」と決めた私の使命です。

長生きするなら、ぜひ「健康耳」の持ち主でいてください。自分らしく、自分のまま100歳まで生きるためには、耳鳴りや難聴があってはいけません。

なぜなら、**耳はコミュニケーションの要であり、生活の質を左右する感覚器であり、あなたの生命を守る器官でもある**からです。

自分らしい100歳になるために、ぜひ耳を大事にしてください。そのためには、ご自身の「耳鳴り」「難聴」ときちんと向き合うことです。

「耳」というのは、とても奥が深い器官だと私は思うのです。

目の悪い人は、見えません。

足の悪い人は、歩けません。

耳の悪い人は、聞こえません。いいえ、それだけではすみません。

生まれつき聞こえない人は、口に問題はないのに、自然に言葉を話せるようにはなりません。耳が悪い人は「聞こえない（聾《ろう》）」だけでなく「話せない（唖《あ》）」のです。これは加齢による難聴でも似たようなことが起こります。

耳は聞くためだけではなく、言葉を話すためのものでもあるのですから、とても奥深いと思いませんか。

「聞く」「話す」に直結する耳は、「コミュニケーションの要」だといっていいでしょう。要だからこそ、程度の軽い難聴でも、コミュニケーションに影響が出てしまうのです。

耳が悪くなった人は、時々とんちんかんの答えをします。ちゃんと聞こえていないのに、なんとなく営業マンにうなずいていた結果、欲しくないものを買ってしまった人もいます。よくわかっていないのに返事をすることにつけ込まれて、詐欺に遭った人もいます。

難聴になったために家族と疎遠になってしまった82歳の患者さんがいます。話し相手がいなくなって寂しく思っていた、ちょうどそのときに訪問販売に狙われたのです。久しぶりに親身に相談してもらえ、その営業マンに嫌われたくないと、よくわからずに返事をしてしまったそうです。

その段階で、ようやく家族も彼女の様子がおかしいと気づき、どうやらひどい難聴かもしれないと私のクリニックに連れてきたのです。

コミュニケーションの要が緩み、ちゃんとコミュニケーションがとれなかったために起きたことです。

彼女には耳鳴り&難聴リセット法を試してもらい、2カ月ほどで家族と普通にコミュニケーションがとれるようになり、今は家族ともなんでも相談し合えるようになっています。

聴力は「生活の質」に直結している

耳は「感覚器」のひとつです。感覚器というのは、外からの刺激を、聴覚・視覚・嗅覚・味覚などを使って認識するための器官で、いわゆる感覚というものを司り、耳のほかに目・鼻・舌・皮膚などがあります。

耳に限らず、すべての感覚器は人生の色合いを変え、「生活の質（QOL）」を左右します。感覚器が衰えると、私たちの生活の質も一緒に衰えます。自分の感覚は他人にはわからないものです。自分だけの大事な感じ方のひとつなのです。

ためしに1時間くらい、耳を塞いで過ごしてみてください。楽しくないはずです。テレビを見ても音声が聞こえないし、話しかけられてもわからないから適当に返事をします。すると会話が広がらないので、相手は話しかけてこなくなります。

そうなると、人を避けて一人でいたくなるでしょう。

私のクリニックに来た女性も、まさに難聴のために孤立していました。彼女は78歳の高齢で身寄りもなく、ひどい難聴のために人の話が聞こえず、人に会うのがつらくなって引きこもっていたのです。もともとは快活な人だったようです。それが、人と話すことができない、会って顔を見ることすらできなくなって、まったく性格が変わってしまったそうです。

私の指導のもと、耳鳴り&難聴リセット法を実践してもらい、2カ月後には昔のように明るく社交的な人に戻りました。


耳は、たんに聞く機能をもつだけの器官ではありません。人とコミュニケーションをとるための要、ドラマや音楽を楽しむために必要なものです。**耳がよくてこそ、行き違いや誤解が少なくなり、人との関係がよくなり、生活が楽しくなる**のです。私たちの生活の質を支えているのは耳だといっても過言ではありません。

危険から身を守る「身体の警備員」

少し怖い話をします。

耳が悪ければ、命の危険にさらされます。

耳は左右にひとつずつあるので、後ろで音がしたときに、どちら側から聞こえたのかを捉えることができます。音が聞こえる方向から距離や音の正体を分析して、脳に伝えることもできます。

後ろのほうで飛んでいる虫を察知して手で払えるのも、そのためです。これを「立体聴」と呼びます。

ところが片方の耳が難聴になると、聞こえない側に物が倒れてきても気づけません。「あぶない！」と呼びかける声も聞き逃します。

両方が難聴になると、車が近づいてくるのにも気づくことができません。自転車のチリンチリンというベルも聞こえないので、事故に遭っても不思議ではありません。気象庁が発する「緊急地震速報」も聞こえないので、逃げ遅れるかもしれません。

台所ではグツグツという音に気づかないので、お鍋を焦げつかせるぐらいならまだしも、炎が上がるまで異変に気づかないかもしれません。

犯罪の被害者にもなりやすくなります。

ピンポーンという音が聞こえないので、反応がないから留守だと思った空き巣が侵入しようとします。玄関で鍵をガチャガチャやっている音も聞こえないので、その侵入を許すことになるでしょう。誰もいないと思って入った家で住人と鉢合わせした窃盗犯は、あせって強行犯に変身して暴行に及ぶかもしれません。

どれも、たいへん危険な事態です。つまり、**難聴が進むと危険を察知するのが**

遅くなり、「危険察知能力」が圧倒的に下がるのです。

極端な話、耳が悪いと命に関わるということです。耳は迫り来る危険を察知して身を守る「身体の警備員」でもあるのです。

イヤホンが耳の「空ぶかし」をしている

人の身体を、自動車にたとえてみましょう。車のエンジンは、人間ならどこに当たると思いますか。あなたはおそらく「心臓」だと答えるでしょう。もちろん、それは正しい。でも私は、つねづね「人を動かすエンジンは耳」だと言っています。音が聞こえることで、人は何かの行動を起こします。応答したり、外へ出ていったり、動いたりします。つまり、「聞こえてくる音」が、人を突き動かす原動力になるのです。

あなたが顔の両横に搭載しているエンジンは、とても精巧なつくりで、とてもよくできています。それでも時間とともにだんだん傷んでくることは避けられません。車のエンジンもそうですよね。

車にダメージを与えるのは「空ぶかし」です。もちろん空ぶかしをしたからといって、すぐに車が壊れるわけではありません。ですが、毎日のように空ぶかしをしていたら、エンジンの寿命は短くなります。

実は**あなたの耳も、気づかないうちに「空ぶかし」のようなことをしている**のかもしれません。

たとえば「イヤホン」です。耳に入れるタイプのイヤホンでないと音楽を聴いている気がしないという人も多いのですが、そうやって音楽を聴いていることが、まさに空ぶかしです。

身体のエンジンが傷み、やがて「騒音性の難聴」になってしまいます。「聞こえの神経」が摩耗するからです。

車のエンジンと同じように、身体のエンジンもメンテナンスが必要です。といっても、頑張って何かしなければいけないわけではありません。車の「空ぶかし」のようなことをせず、適切に動かしていればいいだけです。

具体的にいうと、耳鳴り＆難聴リセット法を実行したり、ビタミンB群が豊かに含まれている食品を食べたり、音楽などを大きな音で長時間聞かないようにしたりすることが、車ならエンジンを空ぶかししないのと同じようなことになります。耳は「自分を突き動かす身体のエンジン」だと思って、日々耳を大切にしていただきたいと思います。

耳を見ればメンタルや生活習慣がわかる

耳は、あなたのメンタルや生活習慣や経済状況を映し出す「鏡」でもあります。

1年間に8000人の耳を診ていて実感するのですが、経済状況や日常生活に余裕のない人、自分の身なりを気にしない人、子どもならあまり手をかけてもらえてない子どもの耳の中は総じて汚れています。

統計調査をしたわけではありませんが、20年以上、耳鼻科医として耳を見続けてきた経験と、8年間フィリピンのスラムでボランティア診療をしてきた経験から、かなりの確信をもって言えることです。

フィリピンのスラムでは、耳掃除という習慣がありません。ですから、耳垢がガチガチに固まって、鼓膜《こまく》を貫通しているような子どもがたくさんいます。鼓膜に衝撃が走ってたいへんな激痛のはずですが、ゴミ山の中を素足で歩いているような子どもたちですから、ケガや痛みに慣れているのでしょう。

スラムの人たちは、経済・教育・衛生など、いろいろな問題を抱えています。耳・鼻・喉は軽視されがちですが、彼らの耳を診るにつけ、耳はいろいろな問題を映し出す鏡であることを痛感します。

外からは見えない耳の中ですが、実はいろいろなものを映し出しています。**セルフネグレクトをし続けていると、耳の中にその影響がしっかりと残る**のです。

「耳だって疲れている」ことを知ってください

目を酷使していると「目が疲れた」という実感があるでしょう。「疲れ目」という言葉もありますよね。

けれども、耳を酷使していると「耳が疲れる」ということを、多くの人は知りません。**「疲れ耳」という言葉はあまり使いません。**

そして、耳の疲れは「聞こえ方」に大きく影響するのです。耳鳴りの原因にもなるでしょう。目のように閉じることができない耳だからこそ、「耳だって疲れる」。どうかそれを知って、耳が疲れ過ぎないようにいたわってあげてください。

「疲れ耳」にならないように、気をつけてほしいことは第4章で詳しく紹介しますが、ぜひ次のことを覚えておいてください。

1. テレビ（ドラマ）の視聴や、会議インカムの使用は2時間以上続けない。使用した後はしっかり休む
2. イヤホンは1回1時間以内。音量は必ず下げる
3. イヤホンのノイズキャンセリング機能はOKだが、長時間使ってはダメ
4. 工場や工事現場などでは、できるだけ耳栓をする
5. カラオケ、コンサートでは、専用のライブ用耳栓があるのでぜひ活用を

毎日の生活を振り返って心当たりのある人は、耳が疲労したりしないように心がけてください。

耳が遠くなると、こんなに不便が増える

耳が聞こえにくいだけで、生活はとても不便になる

耳が悪くなると、究極的には命にも関わることは述べました。そこまでの事態にはならなくても、**耳が悪くなると日常生活でたくさんの不便が生じます**。そうなってみるまで気づかない、さまざまな不便です。

たとえば、高齢になると、電子音が聞こえなくなります。電子レンジの「温め終わりました」という合図も、冷蔵庫の「閉め忘れています」という警告音も聞

き逃します。そのために、電子レンジで何かを温めていたことを忘れて次の日まで入れっぱなしにしていたとか、冷凍冷蔵庫の開けっぱなしに一晩気づかずアイスクリームがすべて溶けたとか、情けないことがいろいろ起こります。

昼間は補聴器を着けていても、眠るときには外すので、目覚まし時計の音も小鳥のさえずりも聞こえません。ずっと静かな環境ですから、朝も起きられなくなります。

聞こえにくくなると、当然ですが、コミュニケーションがスムーズにいかなくなります。

意思疎通がなかなかうまくいかなくなるので、人と会って話をするのが少しおっくうになります。自分の意思や望みが通りにくくなります。買い物に行ってもコミュニケーションが成り立たず、理解が断片的になるので、本当に自分に必要なものを選べません。しかたなく妥協して買ってくることになります。

それでも「聞こえていないことがバレるのは嫌だ」と多くの人が思っています。そのため、難聴が始まった人は、周囲の人とのコミュニケーションを避けたがるようになります。**自分がコミュニケーションを避けていると、人もコミュニケーションしてこなくなります。**これは負のスパイラルです。

聞こえないと、おしゃべりができなくなる

難聴がひどくなると、電話もできなくなります。家に誰かが訪ねてくるか、自分から訪ねていかない限り、親しい人とおしゃべりすることもできません。会おうと思っても、電話で「会いたい」と伝えることもできません。また、待ち合わせの場所や時間をうまく聞きとれるか不安になる、と患者さんはよくおっしゃいます。

映画もセリフが聞き取れないので、楽しくなくなるでしょう。以前は楽しみだっ

たことのためにでも、出かけたいとは思わなくなります。

それがひどくなると、人と会うのが苦痛になります。71歳の患者さんは友だちがたくさんいて、みんなでお茶をしたり趣味のサークルにもよく行っていました。ところが、だんだん難聴がひどくなり、みんなで話をしていても会話が聞き取れなくなり、電話をしても何度も聞き返すようになってしまったそうです。

なんとなく友だちに「もしかしてボケはじめているのでは」と思われているように感じた彼女は、だんだん人付き合いがなくなっていき、ほとんど家にこもっているようになりました。今まで楽しかったことが、つらいことになってしまったのです。

耳鳴り&難聴リセット法を2カ月続けた彼女は、以前のように人と会うことが楽しくなり、いまでは毎日のように友だちとカラオケに通っています。

耳のせいで食事の楽しみも減ってしまう

食事でさえ、楽しめなくなることがあります。

難聴になると、「自分の噛んでいる音がうるさい」と訴える人がいます。耳に指を突っ込んで食べてみるとわかるのですが、口の中では顎を動かすときの音や、食べ物を噛み砕く「咀嚼音」など、いろいろな音がしています。ある種の難聴の人は、こういう口の中の音がうるさく感じられるのです。食事のときに補聴器を外す人がいますが、それはこういう理由です。

食事というのは、ただ栄養を補給しているわけではありません。おいしいものを食べると幸せになり、心が豊かになります。お年を召してくると、食べるという行為自体がリハビリにもなります。食べる音がうるさいからと食事を早く終わらせてしまったら、食事の楽しみも減っていきます。

病気のかかりやすさも、まったく違ってくる

食事を楽しめなければ、食が細くなり、身体も弱っていくでしょう。

食べているときの音がうるさいからと、嚙まずに飲み込む癖ができたら、誤嚥《ごえん》する危険もあります。もちろん消化が悪くなるので、胃腸にも負担をかけます。

人と会ったり映画に行ったりするのが楽しくないからと外出しなくなれば、足腰も弱るでしょう。

それだけではありません。耳が悪いと、認知症、うつ病、不眠になることもあるのです。ほとんど聞こえなくなった人や、完全に聞こえない「高度難聴」の人は、**外部からの刺激がない状態なので、認知症とうつが急速に進行**していきます。

実際、初老期のうつの患者さんには、「聞こえ」の悪い人がとても多いのです。

耳が悪い人に頑固が多いのには理由がある

耳が悪くなると、頑固になる人がいます。認知症の初期にも頑固になる人が多いのですが、耳が悪くなって出てきた頑固さと、認知症の初期の頑固さは、とても似ています。

会社の健診で引っかかったとか、家族に「テレビの音が大きい」と指摘されたなど、他者から指摘されて耳鼻科に来院する難聴の人は、総じて頑固で無口です。

難聴が進んで頑固になるのは、なぜでしょうか。

本人は、自分が難聴だと気づいています。少しずつ進行していることも、うっすらわかっています。けれども、他人から「聞こえていない」という事態を指摘されるのは嫌なのです。「聞こえてないから、とんちんかんな応答をするんだな」

などとは思われたくないのです。

自分でもハッキリとは認めたくない心理が働きます。「聞こえる」も「聞こえない」も自分にしかわからない感覚なので、「自分が認めなければ病気ではない」と思い込もうとする傾向があります。これが、感覚器の病気の診断の難しいところです。

「どうやら難聴らしい」という自覚が出てきても、いいえ、自覚があればあるほど、「いやいや、認めたくない」という逆説的な心理が働きます。もちろん、少しずつ進行しているという事実も認めたくありません。

もともと頑固で無口だった人もいるでしょうが、ほとんどの人は**「ちゃんとしたコミュニケーションができなくなった」ことを認めたくないばかりに、頑固になってしまう**のです。手助けしたい周りの人たちとも溝ができてしまい、ますます孤立してしまいます。

耳の不具合は、周囲の人にわかってもらいにくい

目の悪い人は、白杖《はくじょう》を持つことで「見えない」ことを周囲の人にわかってもらえます。でも耳の悪い人には、そういうツールがありません。聞こえないせいで**呼びかけられても気づかず、無視しているように思われ、「失礼な人」だと舌打ちされてしまう**かもしれません。

あるいは、近視の人が「裸眼だと視力は0・1なのよ」と言えば、かなり悪いとわかってもらえます。高血圧の人が「血圧が200でね」と言えば、塩分に気を使う理由が伝わります。ところが、微妙な「聞こえづらさ」は、なかなかうまく伝えることができません。難聴がかなり進んで、会話がとんちんかんになったり声が大きくなったりすれば、「ああ、耳が遠いんだな」と周囲の人にもわかります。でも、「少し聞き取りにくい」ぐらいで、なんとなくごまかしている段階

だと、そのつらさや不便さはわかってもらえません。

耳鳴りも本人だけが感じる症状なので、他人には理解されにくいものです。症状の出方も百人百様。実に多岐にわたるため、医師でさえ原因の特定が難しく、周囲につらさをなかなかわかってもらえません。

今の社会は耳の悪い人に優しくない

高齢化社会だというのに、社会はまだまだ高齢者に優しくありません。

たとえば、各種の電子音です。若い人にしか聞こえない「モスキート音」という言葉を聞いたことがあるかもしれませんが、**歳をとると誰でも高音（電子音、金属音）が聞こえにくくなる**ものです。加齢性難聴も、たいていは高い音（8000ヘルツ）で起こります。

最近は、「もうすぐお風呂が沸きます」「沸きました」などと、いろいろなことを電子音が伝えてくれるので本当に便利です。

ところが、ピーピーという電子音は、高音を中心に難聴が進んだ人には聞こえない音域が多いのです。レンジにかけたことを忘れてしまうとか、冷蔵庫を開けっぱなしにしてしまうとか、高齢になるほどやりがちですが、その高齢者に聞きづらい警告音を発している家電が多いのは皮肉な話です。

「耳年齢」に合わせて電子音の高さを調整できる機能が白物家電にも備わっていたらいいのですが、残念ながらそういう機能はありません（本書をお読みのメーカーの人に、ぜひ検討していただきたいところです）。

残念ながら、この社会はエイジングによって耳の機能が落ちた人に、あまり優しくないのです。

難聴の患者さんに以前、言われた一言が私の耳に残っています。

「先生、長生きし過ぎたよ」

「耳の健康寿命」をどうやってまっとうするか

あなたの難聴はどのレベルか

難聴の程度は「聞き取れる音の大きさ」を目安にレベル分けされています。

たとえば、小さな声や騒音のある場所での会話が聞き取りにくいというレベルなら「軽度の難聴」、かなり大きな声でも聞こえないと「高度の難聴」、補聴器を着けていても聞き取れないことが多ければ「重度の難聴」といった具合です。

聴力（デシベル）と難聴の度合い

20 デシベル以下	正常	
21～40 デシベル	軽度の 難聴	騒音があると、会話が聞き取りにくい
41～55 デシベル	軽中度の 難聴	1.5m 以上離れると、しばしば聞き取れない
56～70 デシベル	中高度の 難聴	大声で話されても、完全には聞き取れない
71～90 デシベル	高度の 難聴	耳から 30cm で大声で話されても聞き取れない
91 デシベル以上	重度の 難聴	ほとんど聞き取れない

人生100年時代、誰でも必ず「難聴」になる

歳を重ねれば、身体のあちこちが老化します。日本人の平均寿命は世界でもトップクラスを誇りますが、介護なしに暮らせる期間（いわゆる「健康寿命」）は、平均寿命よりも10年ぐらい短いというデータがあります。「100歳まで生きる」のと「100歳まで健康でいる」のは違うのです。

身体と同じように、耳も必ず老化します。歳を重ねれば、誰でもだんだん聞こえなくなってくるのです。これが「加齢性難聴」です。

私たちのDNAには、「何歳まで生きるか」「目や鼻や耳などの知覚がいつまでしっかりしているか」、すべてあらかじめ書き込まれています。といっても、空気の汚い所にずっと住んでいれば肺の寿命は縮まるし、ウイルスが入って致命的

な感染症にかかることもあるし、がんになることもあるし……。

さまざまな原因で本来の寿命がまっとうできないケースが多々あるわけですが、そうならないように私たちは気をつけて生活したり、人間ドックを受けたり、病院に行くのです。

ＤＮＡには「耳の寿命」も書き込まれています。耳の老化そのものは防ぐことはできず、長生きすればするほど耳の老化も進みます。ですから、ほうっておけば誰でもいつかは加齢性難聴になります。

耳を酷使していると、耳の寿命は縮まります。早いうちに加齢性難聴を発症すれば、耳の不自由な後半生を生きることになります。逆に、ちゃんとセルフケアをすれば、その発症を遅らせることも、発症した加齢性難聴をＵターンさせることもできます。

早ければ早いほど、耳鳴り＆難聴リセット法は効果が出ます。今から気をつけて耳を守ることができれば、明るい将来につながっていきます。

衰えた聴力をリセットする

身体のあちこちで老化は進みますが、どれも徐々に衰えるので、私たちは不便に慣れていきます。とはいえ、たいていの人は、目が衰えれば眼科を訪れて白内障の手術を受けたりします。

ところが耳が衰えても、耳鼻科を訪れて相談する人が少ないのです。目も耳も大切な感覚器なのに、なぜでしょう。

徐々に衰え、徐々に不便になっていくことに「なんとなく気づいている」人は、「なんとなく慣れてしまう」ものです。

実際の生活の質がかなり落ちているのに、「高齢なんだから、こんなものだ」とあきらめているのです。

難聴はだいたい50代以降から始まり、本格的な症状に悩まされるのは60代以降です。**難聴が50代に始まっているのに、耳鼻科に来るのは60代の半ばぐらいになってからの人がほとんど**です。これはとても残念なことです。

その背景には、私たち耳鼻科医師のアピール不足もあるでしょう。が、目のように角膜移植や白内障手術のような劇的な治療法が耳にはないことも大きな要因です。「人工内耳」という人工臓器を付ける手術はありますが、課題もあって白内障手術のように普及していません。

劇的な治療法がないからこそ、セルフケアが必要になります。第1章でご紹介したリセット法を実行して、ぜひ、徐々に衰えてきた聴力をUターンさせましょう。

自覚症状のない人にもおすすめ

この本は難聴の人に向けて書いています。若い頃の聴力にまで戻すのは無理ですが、多少なりとも必ず戻ります。そして耳鳴り&難聴リセット法は、まだ**耳の老化症状の自覚がない人にもおすすめしたいメソッド**です。むしろ若い人にもどんどん実行してほしいと思います。

なぜなら、ほうっておけば、誰でも難聴になるからです。DNAに書き込まれた難聴に向かって、人間の細胞のエイジングは必ず進みます。

でも、耳鳴り&難聴リセット法でセルフケアをすることで、その流れに抗《あらが》えます。進んでしまう難聴をリセットさせることができます。若い頃のスキンケアを怠ると肌の老化も早くなってしまいますよね。

まだ難聴になっていない人がやれば、難聴の予防になり、発症を遅らせることができます。

ですから一日でも早くスタートして、一日でも長く続けてほしいと思います。

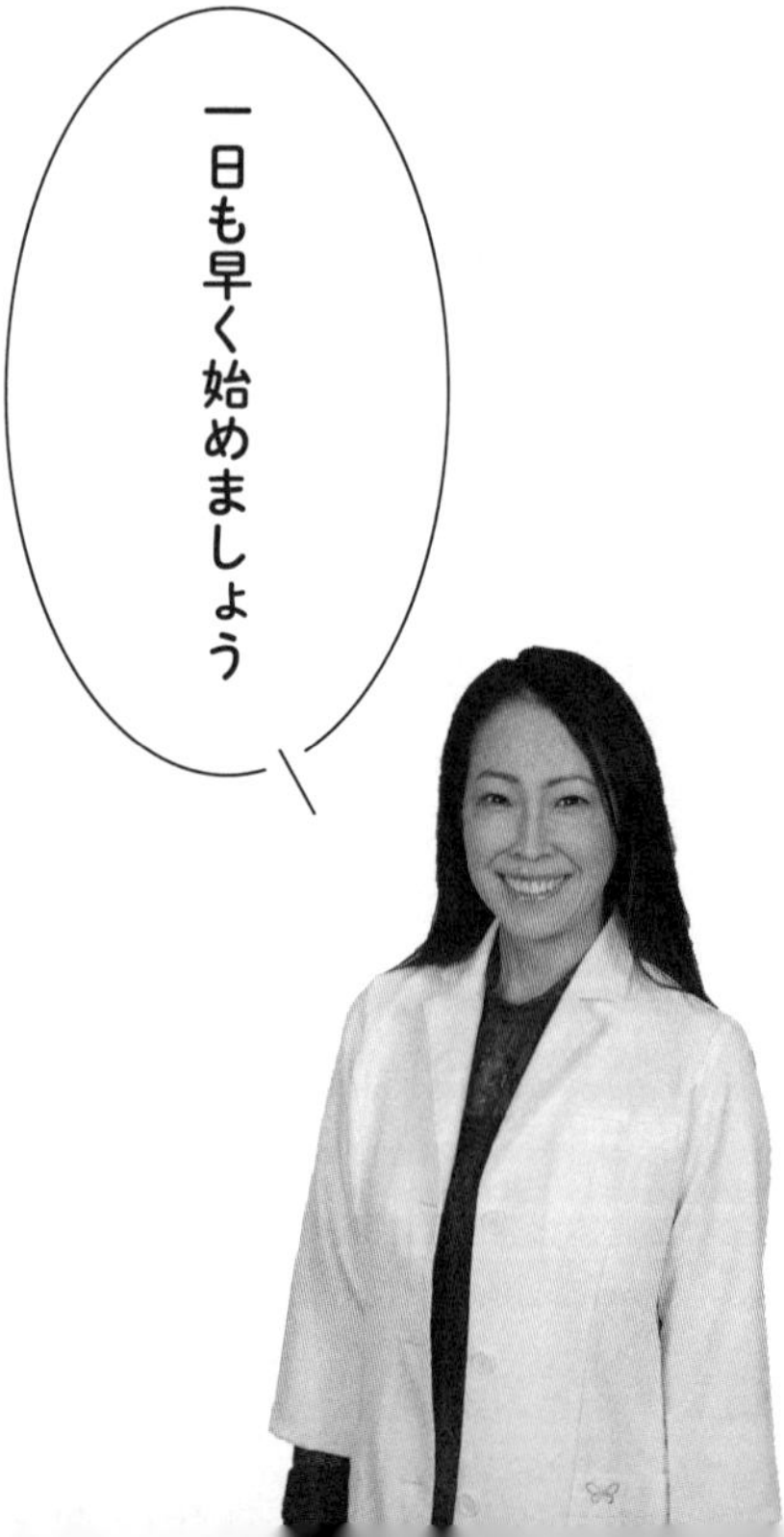
一日も早く始めましょう

第4章

耳鳴り&難聴リセット法の効果をアップさせるコツ

耳の不調を改善する「耳鳴り＆難聴リセット食事術」

ビタミンB_{12}で内耳の血流を促す

ここからは、耳鳴り＆難聴リセット法の効果を高めたり維持したりするために知っておくといい日常生活の工夫を紹介していきます。

ほぼすべての耳鼻科医が難聴に処方する「メチコバール」という薬があります。この薬の有効成分は、ビタミンB_{12}です。

ビタミンB_{12}は、内耳の機能を改善します。

さらに、細胞の発育や機能を正常に保ちます。特に血液を作るのに欠かせません。神経の働きにも重要です。

ビタミンB_{12}が不足すると、末梢神経の働きが悪くなり、耳鳴りや難聴が起きやすくなります。

ですから医師は、耳鳴り、難聴、めまいなどで神経障害が疑われる場合にも処方します。昔からある薬で、すぐに大きな効き目があるとはいえませんが、副作用の心配はありません。

「ビタミンB_{12}」は栄養素ですから、食品でも摂ることができます。特に**シジミやアサリなどの貝類**に多く、**サンマやイワシなどの青魚、牛・豚・鶏肉のレバー、卵やチーズ**にもたくさん含まれています。**海苔**にも少し含まれています。

ビタミンB_1と亜鉛も耳にいい栄養素

ビタミンB_{12}に限らず、ビタミンB群は耳のために積極的に摂りたい栄養素です。「ビタミンB_1」もまた、末梢神経や中枢神経の働きをよくする働きがあるので、積極的に摂ってください。ビタミンB_1は、**豚肉、大豆、ゴマ、玄米、鰻**などにたくさん含まれています。

「亜鉛」は内耳の蝸牛《かぎゅう》にたくさん含まれている栄養素なので、不足させてはいけません。亜鉛を多く含む食品は、**牡蠣、カタクチイワシ、牛肉、豚のレバーやワカメ**などです。ちなみに、体内の亜鉛値が少なくなると味覚障害が起きます。

なお、栄養素ではありませんが、血液の循環を滞らせないために「水分」はしっかり補給してください。

耳によくない飲食物もある

デンオン性難聴を改善するには「血行をよくすること」だと何度も述べてきました。つまり、血管・血液によくない食べ物は、耳にもよくない食べ物だということです。**糖分・塩分・油分はどれも身体に必要ですが、多過ぎると血管に障害を与え、血流を悪くします**。

食べ物に含まれる栄養素はすべて、血液を通して全身の細胞に届けられます。耳の細胞も同じですから、血液を通して、よい栄養を自分の体に与えるようにしてください。暴飲暴食は、耳も傷めることになります。

耳のマッサージを勧めた患者さんから、「お酒を飲むと耳が赤くなるんですが、それって耳の血行がよくなるということですよね？　お酒は耳にいいってことですよね？」と聞かれたことがあります。残念ながら、勘違いです。**耳の中の粘膜はアルコールで腫れるので、逆効果**です。

耳鳴りやめまいには、舞茸、バナナ、炭酸水がおすすめ

耳鳴りやめまいに効果が期待できる食べ物も挙げておきましょう。

耳鳴りで処方される「ストミン」という薬は、ニコチン酸アミド（ビタミンB_3やナイアシンとも呼ばれます）とパパベリン（平滑筋に作用して血管を拡張します）の配合剤です。食材なら、**舞茸やバナナ**にビタミンB_3はたくさん入っています。3時のおやつにはバナナがおすすめです。

耳からくる回転性めまいで処方される「ベタヒスチンメシル」という薬は、食材でいえばベーキングパウダーや炭酸水のようなものと思っていいでしょう。めまいが起きそうな日は、ランチに**炭酸水と蒸しパン**がおすすめです。

漢方薬も耳鳴り、難聴にかなり有効

西洋医学と東洋医学のいいとこ取りで

私は西洋医学を学び、それでクリニックを開業しています。ですが、実を言うと私は「漢方医」でもあります。**東洋医学には東洋医学のよさもあるのです。**

実際に私が大学病院に勤めていたときのことです。手術を受けて1週間ぐらい入院していると、傷口が治っても体力が落ちていて体を起こせない患者さんがたくさんいました。そういう人に漢方薬を飲んでもらうと、じわじわと体力が回復するのです。そういう緩やかな効能が漢方薬にはあることを、私は実感しました。

みなさんも、生姜を食べたら体がポカポカしたなどの経験をお持ちでしょう。実践して納得できるところが、東洋医学にはあります。「なんでもかんでも自然志向」「絶対、漢方がいい」という考え方もどうかと思いますが、かといって**病院通い以外にもできることはたくさんある**と患者さんに伝えています。

漢方薬に代表される東洋医学は、「水、気、血を巡らせる」という発想に基づいています。

厳選！ 耳鳴り、難聴におすすめの漢方薬はこれ！

耳鳴りや難聴に効く漢方薬（生薬）をご紹介します。ほかにも有効な漢方薬は多いのですが、特におすすめのものです。

牛車腎気丸《ゴシャジンキガン》

神経系に効きます。**耳鳴りやカンオン性難聴**に使えます。

八味地黄丸《ハチミジオウガン》、人参湯《ニンジントウ》

滋養強壮剤なので、体力が落ちた高齢者によく使います。神経系ですが、細胞全体に活力を与えます。**耳鳴りやカンオン性難聴**に使えます。

柴苓湯《サイレイトウ》

水分の循環を改善します。**デンオン性難聴**で、内耳のリンパ液が流れずにたまっているなら、柴苓湯がリンパを流してくれます。めまいにも効果があります。

七物降下湯《シチモツコウカトウ》

高血圧の人の**耳鳴り**によく使います。血圧を下げ、耳鳴りを改善します。

なお、漢方薬は漢字でも表記されますが、一つひとつの漢字が「薬の成分」を表しています。メーカーによって成分や量が違うこともありますが、おおよそは同じです。つまり、漢方薬は名前を見れば、すべての成分がほぼわかるということです。ちなみに、**同じ漢字が入っている薬を、同時に使ってはいけません。**

漢方薬は自分の症状に合わせて処方してもらう

私は漢方薬も積極的に処方します。もちろん患者さんの難聴の種類や傾向を考えて選びます。たとえば、難聴の原因がホルモンバランスの崩れであれば、そこに効く漢方薬を使います。

更年期の人が「音が曇ったように、膜がかかって聞こえにくい」と感じるのは、ホットフラッシュが原因という場合があります。女性ホルモンが落ちているせいで急に汗が出たりしますが、むくみやすくもなり、耳管の粘膜までむくんで聞こえにくさが起きます。

　そういう場合、女性ホルモン低用量ピルでも効果があるのですが、漢方薬なら女性のための三大漢方である、**当帰芍薬散《トウキシャクヤクサン》、加味逍遙散《カミショウヨウサン》、桂枝茯苓丸《ケイシブクリョウガン》**を処方します。

　認知傾向がある人には、**抑肝散《ヨクカンサン》**を使います。脳の中の神経を活性化させる薬ですが、聴力神経は脳の中の神経のひとつなので効果が期待できます。

　漢方薬でも耳鼻科の医師に処方してもらえば、保険が使えます。処方していない耳鼻科医がまだ多いのは残念なことです。医師が出してくれないなら、漢方に使われている生姜やハッカ（ミントの一種）を食事などで積極的にとるといいでしょう。無農薬のミカンの皮をマーマレードにしてみるのもいいかもしれません。

　漢方薬をご自身の判断で飲む人は、自分がどんな種類の難聴なのか、耳鼻科で検査を受けて、理解してから飲んでください。基本的には、医師に相談してから飲むほうがいいでしょう。

耳の「温活」も耳鳴り、難聴改善を助ける

秋冬は耳当てで温めよう

耳鳴り&難聴リセット法の効果のひとつとして、「血流をよくして、聞こえの神経に栄養を与える」と紹介しました。血流といえば「温活」です。手足やお腹、首元を冷やさないようにしている人は多いと思いますが、耳はどうでしょう?

じつは、秋から冬場は耳のトラブルが増える季節です。これも血流に関係しています。秋冬に外出するときは、ぜひ耳も防寒するようにしましょう。

スキー場で使うような耳当てや、耳まで覆うことができるニット帽など、どんなタイプでも結構です。こうした防寒具は100円ショップでも購入できます。

首の後ろをホットタオルで温める

首の後ろを温めるのもおすすめです。鼻の温熱療法（78ページ）のように水でぬらしたタオルを電子レンジで温めて、首の後ろの付け根の部分にあてます。

よく理髪店や美容院で首の後ろにホットタオルをあててくれますが、あれが耳にとてもいいのです。首の後ろには椎骨脳底動脈《ついこつのうていどうみゃく》という、耳や脳にもつながる太い血管があるからです。

首の後ろを温めたあとに「耳マッサージ法」をすれば、完璧です。

肌寒い季節に限らず、夏もエアコンで意外と身体が冷えています。季節を問わず、ぜひ試してみてください。

耳を疲れさせる音はできるだけ避ける

大きな音で耳は疲弊する

絶えず大きな音の中で生活していると、耳は疲れます。大音量の音はもちろんですが、軽い音楽でもずっと聞いていれば疲れます。耳の疲れは「聞こえ方」に大きく影響します。

しょっちゅうカラオケに行ったり、音楽を大音量で流している店や工事現場に勤めていたりすると、長時間大きな音にさらされることになります。**こういう状態を「騒音曝露《そうおんばくろ》」といい、耳には大きな負担**をかけます。

不快に感じるような汚い音でも、音量が小さければ問題ありません。逆に、どんなにきれいな音でも、音量が大きければ、耳にとっては騒音です。

実は、同じ家に難聴の人がいると、家族が騒音曝露になることがあります。難聴の人との会話では必然的に声が大きくなり、一緒に見ているテレビの音も大きくなります。そういう中でずっと暮らしていると、長年の蓄積で「騒音曝露」になるのです。

私は、歌手として音楽業界にも身を置いています。録音スタジオにいると、本当に身体も神経も「音」で疲れます。音楽業界ではみんな経験していることで、これを「音疲れ」と呼んでいます。

ラジオのＤＪやライブハウスの従業員など、仕事で音と日常的につきあっているプロは、自分の耳を上手に休ませています。

ヘッドホンを着けていて、疲れで聴力がおかしくなっているなと気づいたら、片側だけ外すなどしています。音疲れする環境にいる人は、自衛することが必要なのです。

私のミュージシャンの友人も音疲れで耳を悪くしたことがあります。彼女はまだ42歳なのに難聴になってしまい、仕事を断念するかどうかで悩んでいました。彼女には耳鳴り&難聴リセット法を指導し、いまでは難聴がほぼ改善、仕事にも復帰しています。

テレビやラジオの音量はできるだけ小さめに

音にさらされる環境から離れ、耳に「音疲れ」をさせないためにも、意識的にテレビやラジオの音は小さめにしましょう。

テレビの音量を小さくしたからといって、いきなり難聴が改善して、よく聞こえるようになるわけではありません。ですが、大きい音で聞くことに慣れてしまうのが問題なのです。

私のクリニックに来る患者さんで、「大きな音でないとテレビが聞こえない」と主張する男性がいました。私は、彼の奥さんに「内緒で、ボリュームを5ぐらい下げてみてください。たぶん聞こえますから」とアドバイスしたところ、やはり「聞こえていた」と言います。

まずは小さい音から始めて、聞こえなければひとつずつ段階的に大きくする習慣をつけましょう。いきなり大きい音でスタートしないこと。

必ず1日1回、「もう1つか2つ下でも聞こえるかな」と試してください。血圧を毎日測って状態をチェックするように、「今日どれぐらい聞こえているか」という自分の状態を知ることが大事なのです。

自分の聴力を常に知るために、テレビなどでチェックする習慣をつけましょう。**「今日はちょっと聞こえてないな」と思ったら、耳のマッサージもう1セット足す、**という習慣ができたら言うことはありません。

「イヤホン」か「ヘッドホン」かで、あなたの耳の未来が決まる

最近は、多くの人が家の中でも外でも使っているのがイヤホンやヘッドホンです。とても便利ですが、**長時間ずっと使うことは避けたほうがいい**でしょう。

特に流行の「ワイヤレスイヤホン」や「ゲーミングイヤホン」は耳のかなり奥まで入るだけでなく、耳を密封して空気を通さないので、あまりよくないのです。

どうしてもイヤホンが必要なら、**耳に入れるゴムの部分が柔らかく、外耳道を傷つけないものを選んでください**。ただし、ゴムアレルギーのある人は、素材を確認して使ってください。

また、音量を下げて使える**ノイズキャンセリングイヤホンのほうが比較的、安心**です。逆に、ハイレゾ対応イヤホンは避けてください。

イヤホンを使うときには、音の大きさに気をつけてください。何より、1回1

時間以内と決めて、耳を休ませることが大切です。

できれば**イヤホンではなく、ヘッドホンを使ってください**。密閉性でないタイプが望ましいです。耳を塞がない「骨伝導ヘッドホン」や「ネックスピーカー」もいいでしょう。大谷翔平選手のようにノイズキャンセリングのヘッドホンなら言うことはないでしょう。

また、電話なら固定電話であれスマホであれ、**スピーカーでの通話（スピーカーホン）を使うほうが断然いい**のです。音の発信源が、鼓膜《こまく》からなるべく離れているほうが、耳には優しいからです。

イヤホンの着けっぱなしで「外耳炎」になることも

イヤホンを長く着けっぱなしにしていると、「外耳炎」になる可能性もあります。**外耳炎は耳の入り口から中耳につながる「外耳道」の炎症**です。さらにステロイドや抗生剤の乱用をしていじり続けて進行すると、真菌（カビや酵母など）が繁殖することがあります。真菌が増えると、外耳炎の症状が悪化して、かゆみ、耳の痛み、耳垢の異常増加、赤み、腫れ、そして難聴などが現れることがあります。

これが「外耳道真菌症」です。

外耳道真菌症になってしまうと治療は長引きますし、特に免疫の落ちている高齢の人で鼓膜に穴が開いていると、カビが脳や全身に移行して「敗血症」となり、まれですが、最悪の結果、死に至る危険性もあります。

カラオケ、工事……耳を酷使する趣味や職業の人はすぐにリセット法を！

耳を酷使する職業の人は、どうしても難聴になりやすくなります。

楽器を使う音楽家も、例外ではありません。音に集中するし、何時間も練習するからしかたないのです。

バイオリンは耳のすぐそばで鳴らすせいで、バイオリニストも難聴になりやすいといわれます。エレキギターは高音が多いので、エレキギタリストは「高音の難聴」になりやすいといわれます。ドラムを叩く人は、まんべんなく聴力が下がります。

道路工事、飛行機の整備、機械工作などの仕事で、長い間やかましい音にさらされて聴力が悪化した「騒音性難聴」の人は、治るのが難しくなります。**騒音にさらされていたのが半年か1年ぐらいであれば回復もあり得るのですが、長年だとリセットが難しくなります。**

工場や工事現場で仕事をする人は、できるだけ耳栓をしてください。

死んだ神経を回復させられるかどうかは、細胞年齢によります。ですから若い人はまだいいのですが、騒音曝露が30代、40代、50代とずっと続いていたとすると、本当に難しくなります。

62歳の患者さんがまさにそうでした。彼は若い頃から難聴が出ていて、私のクリニックに来たときは重度の難聴になっていました。長年、工事現場で働いていたことが理由です。

彼には耳鳴り&難聴リセット法をやってもらいましたが、日常生活に支障がないレベルまで回復するまで4カ月かかっています。

それでも耳鳴り&難聴リセット法をすれば、それ以上悪くなるのを止めることはできます。回復が難しいとはいえ、耳鳴り&難聴リセット法をしなければ、悪くなる一方ですから、やる意味はあるのです。

そういう難治性の患者さんには、私は安易に「治る」とは言いません。でも、**「これ以上絶対悪くならないようにするのは約束するよ」**と言って、期待を潰さないように、そして希望を持てるように励まします。

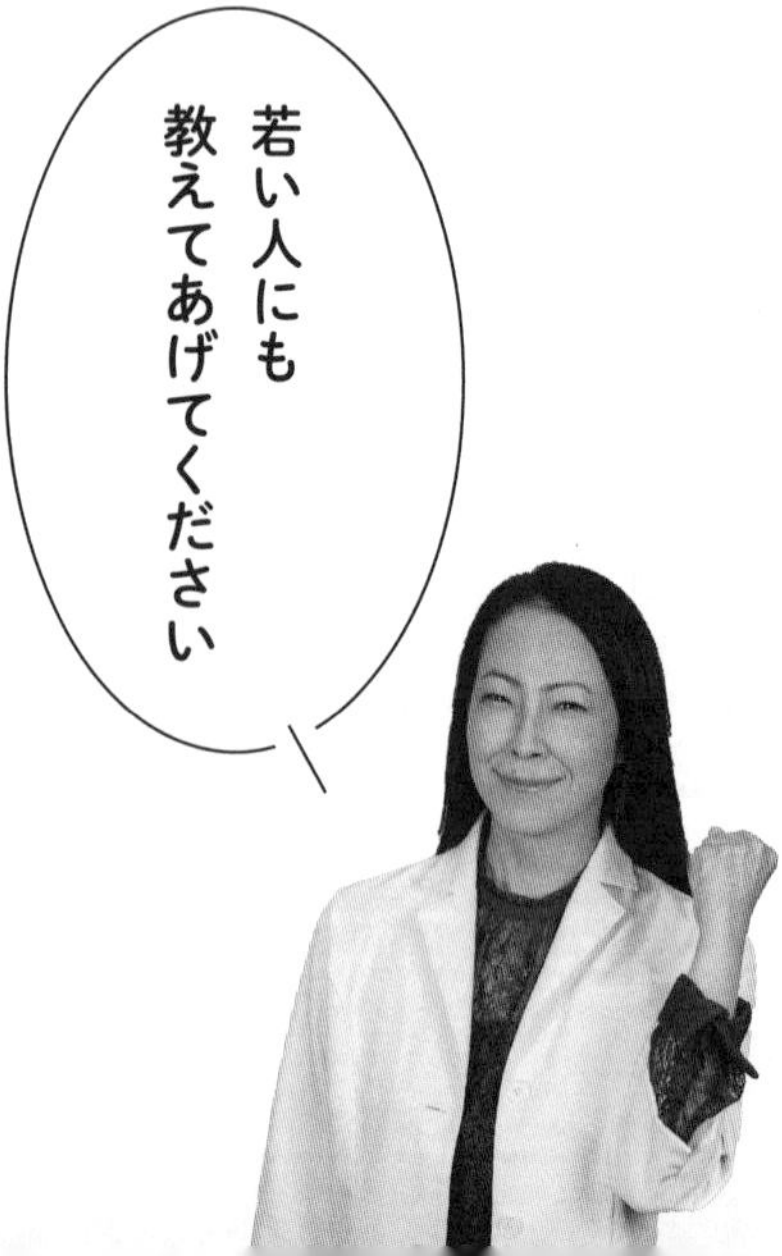

3つの習慣で「音疲れ」から逃げる

音にさらされる環境からとにかく離れる

日常生活で気をつけるべきことは、基本的に次の3つです。

- ●音にさらされる環境から離れて、耳に「音疲れ」させない
- ●酷使した耳は、きちんとリセットする
- ●耳をビックリさせない

では、一つひとつ見てきましょう。

まず、騒音の中に身を置いている人は、できる限り自衛しましょう。

たとえばコンサートに行くときには、**「コンサート用の耳栓（ライブ用耳栓）」**を持参してください。

コンサートにも、静かなクラシック音楽から激しいロックまでいろいろありますが、激しいタイプは音の大きさレベルが違うので、騒音曝露としては大きいほうです。カラオケでも、この耳栓をしてほしいと思います。

サッカーや野球などの試合でも大きな音や声が聞こえますが、野外なら音が逃げるので、あまり心配しなくていいでしょう。

危ないのは閉鎖空間で、耳全体を音が覆ってしまうような環境です。ですから、長時間、音が抜けていかない**コンサートやカラオケなどでは、スピーカーから離れて座る**など、身を置く位置に気をつけてください。

聞こえる必要はあるけれど、その音量を少し抑えたいという人も、コンサート用の耳栓をするなどして、刺激をあまり与えないようにしてください。

仕事中にラジオや音楽をBGMにしていると、そこに「聞く」という神経を使っていることになります。それもやめたほうがいいでしょう。

といっても、「ちょうどいい雑音」として流している程度なら大丈夫です。静寂だと逆に気が散ってしまう人もいて、雑音の中のほうが集中できることもあります。雑音は逆に人間の神経を集中させるので、仕事に神経が行っているなら、問題はありません。

酷使した耳は、そのつどリセットする

「聞こえの神経」は消耗品です。使えば使うほど、神経は消耗します。酷使した耳は、休ませてリセットさせてください。

たとえば、リモート会議のあと、すぐにヘッドホンで音楽を聴くのはやめて、いったん耳の神経を休ませましょう。2時間クラシック音楽を聴いたり2時間ドラマを見たりしたら、少し静寂に身を置く時間を必ず持ってください。そういう、ちょっとしたことで、耳の疲労度はまったく違ってきます。

特に夕方以降の耳の神経は疲れているので、**寝る前などに音の大きな音楽を聴くのはあまりおすすめしません**。逆に、無音のホッとした時間を堪能してください。

なお、**耳を疲弊させるのは「騒音」ですが、耳が疲れる原因には「血流不足」もあります**。血流が大事なのは、疲れた細胞をリセットする栄養素を血液が運んでくれるからですが、血流が悪いと聞こえの神経細胞がリセットされずに疲弊していきます。

夜、**お風呂でゆっくり耳を温めたり耳マッサージをしたりするのは、疲れた耳を休ませる効果もあります**。

耳をビックリさせない

朝、音楽を聴くとき、大音量はNGです。耳の神経がビックリするからです。耳にも準備運動が必要なのです。

ついでに、目覚まし時計の話もしておきます。

難聴になると、目覚まし時計の音も聞こえなくなるので、朝、起きられなくなります。だからといって大音量の目覚まし時計を購入する必要はありません。実は「爆音で起きる」というのは人間にとっては不快なことで、睡眠の質を下げるといわれています。

今は**「光目覚まし時計」**という、起床時刻の少し前からライトが少しずつ光り、起床時刻に明るい光で顔を照らして起こしてくれる時計があります。音の目覚まし時計と併用するのもいいでしょう。音＋振動式もいいと思います。

耳かき、耳栓……
やり方を間違えてはいけない

耳掃除を「気持ちいいからやる」というのは危険

耳掃除を「気持ちいい」からとやたらにする人がいます。耳掃除が気持ちいいのは、耳の穴には快感を生じさせる迷走神経が走っていて、耳かきで触れば触るほど気持ちがよくなるからです。

けれども、耳掃除はやたらにするものではありません。**毎日、耳掃除をする習慣がある人は、一度やめてみましょう。**

やり過ぎると「外耳道炎」になる恐れがあります。皮膚がめくれ、細菌や真菌が入り、耳だれが出たり、中が腫れて難聴を起こすこともあります。治療には、抗生物質の「点耳」や薬の服用が必要です。

外耳道炎を繰り返し、抗生剤を長く続けて使うと、耐性菌が棲みつき、「難治性の外耳道炎」、カビが生える「外耳道真菌症」など、深刻な症状に進むこともあります。

万が一にも、出血をともなう著しい量の耳垢が取れたなどの異変があれば、すぐに病院へ行きましょう。

正しい耳掃除のやり方で耳を守る

医学的に「正しい耳掃除」の基本を知ってください。

頻度は**週に1回だけ。お風呂上がりに、耳の入り口から1センチのところまで、「綿棒」**で掃除します。

耳掃除は入り口から１センチまで！

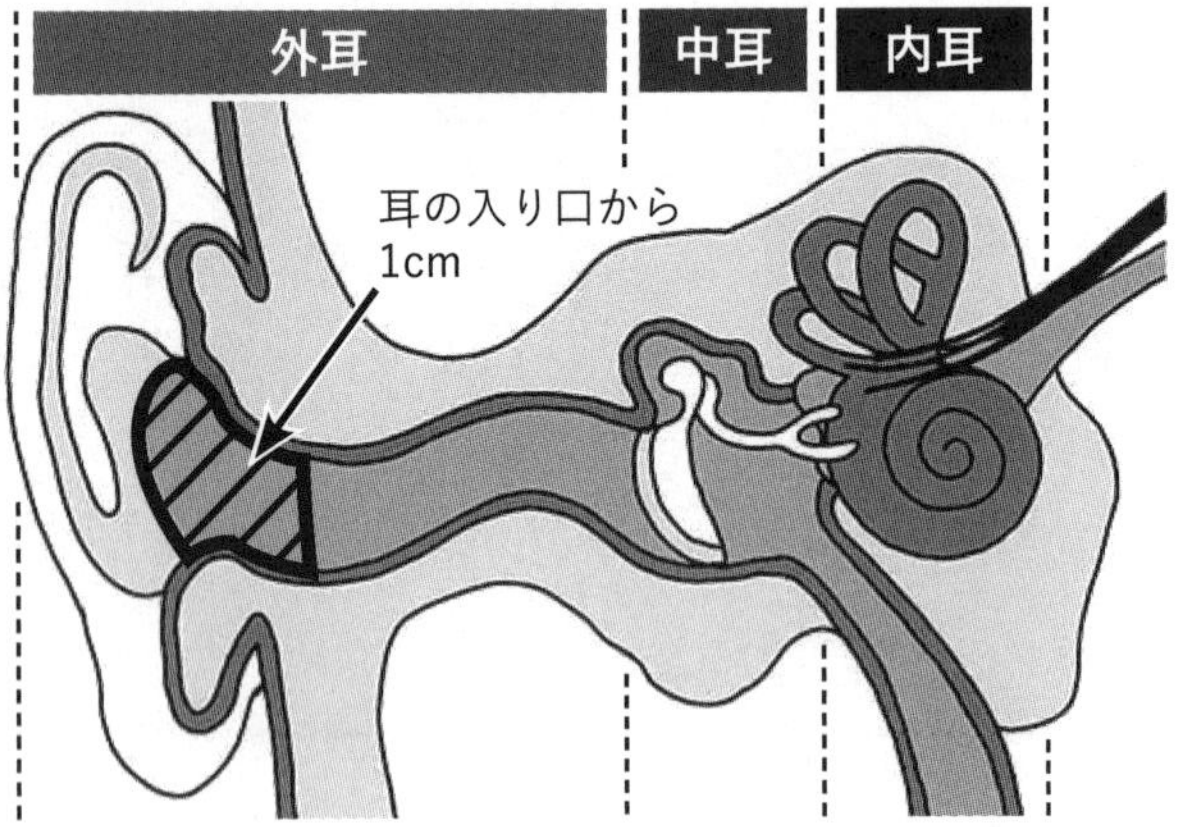

耳の入り口から鼓膜までは約3センチありますが、奥は皮膚が薄く、毛も生えず、皮脂腺も耳垢腺《じこうせん》もないので、耳掃除は必要ありません。それどころか、突き当たりにある鼓膜付近には知覚神経が走っていて、触ると激痛がすることもあります。

ですから、掃除は耳の入り口から1センチの範囲だけです。

入り口から1センチの範囲には、耳垢の元になる脂を分泌する耳垢腺があります。日本人の約6割は耳垢腺が少ないので、耳垢はカサカサとしています。残りの4割の人の耳垢は、欧米人のようにベトベトしています。
昔は「日本人はカサカサタイプが9割」といわれていましたが、食生活やライフスタイルとともに耳垢も欧米化してきています。

一般的な「耳かき棒」が有効なのは、カサカサタイプだけです。それでも傷をつけるリスクを考えると綿棒を使うほうがベターです。ベトベトした耳垢を取るには綿棒で拭き取るか、耳鼻科で処置してもらう以外ありません。

また、耳掃除のときに、耳毛を抜かないでください。
耳はいじり過ぎないこと。もっと言えば、**「少し汚れてるかな?」ぐらいが耳の健康にいちばん**です。

耳かきをして、もし異変を感じたら

カサカサタイプの人でも耳垢を間違って押し込んでしまったと感じたら、耳鼻科で取ってもらいましょう。

また、「お風呂で水が入ったまま抜けない」という人は、耳垢が水を吸っているのかもしれません。それも耳鼻科で簡単に取れます。

耳掃除をし過ぎると、咳が出ます。敏感な人は、耳を触るだけで咳が出ることもあります。それは、外耳道には咳を出させる神経も走っているからです。異常ではないので心配しないでください。

我慢できないほど耳が「不快」「かゆい」などと感じるときは、耳全体を冷やすのが有効です。耳掃除でかき過ぎるとヒスタミンが出てさらにかゆくなります。

マキロンなどの殺菌消毒液を少し綿棒につけて、耳の入り口から1センチの範囲をクルクルと2回転させて掃除しましょう。シュワシュワとした刺激で耳垢を溶かしつつ、消毒をし、かゆみを抑えてくれます。そして、最後に1回、乾いた綿棒を転がして拭き取りましょう。

とにかくそっと優しく綿棒を使うことをおすすめします。クリニックでは「中に仔猫がいるくらい優しいタッチで」と患者さんに話しています。

「耳栓」はむやみに使わないほうがいい

耳栓をずっとしていると、蒸れて外耳炎になることがあります。一日中リモート会議をしているような人も、耳栓タイプのイヤホンはやめたほうがいいでしょう。

といっても、騒音の現場で仕事をする人には耳栓は必要ですし、コンサートに行くときにも、「コンサート用の耳栓（ライブ用耳栓）」をするのはおすすめです。音質を損なわずに、音量だけを抑えるようになっているため、騒音曝露を防げます。耳が蒸れないように、終わったらすぐに外してください。

耳を塞ぐような形で音を聞き続けるのは、実はとても危険です。実際、多くのミュージシャン、サウンドエンジニア、コールセンターで働く人が**「騒音性難聴」**や**「聴覚過敏症」「内耳過敏症」**という内耳の病気に冒されています。

そういう人が耳栓をすると、症状は慢性化して、悪化します。

鼻が悪いと難聴が進む

鼻が悪いと、聞こえも悪くなります。**鼻炎持ちは必ず難聴になる**といっていいでしょう。鼻の悪い人は、耳鼻科でちゃんと治療を受けてください。

そもそも、鼻づまりがするからと「口呼吸」をしていると、喉が細菌に感染するリスクが高くなり、年配の人では肺炎リスクも高くなります。鼻の通りをよくするために、1日3回は鼻をかんでください。ただし、強くはかまないこと。片方ずつ、優しくかみましょう。

「鼻うがい」は危険な行為

風邪や感染症対策として「鼻うがい」をする人がいますが、そのせいで**耳に水が入って難聴になる**ことがあります。もっと言えば、滲出性中耳炎《しんしゅつせいちゅうじえん》になりやすいので、鼻うがいを推奨している耳鼻科医はほとんどいません。

自分で食塩水を作って鼻うがいをする人もいますが、塩を入れ過ぎたり（体液の濃度よりも濃い）、逆に塩分が薄いと粘膜に非常に負担で、粘膜の表面を傷ませて免疫力を損なってしまいます。

鼻うがいの器具を使い回していると、器具の中のカビを体内に入れてしまう可能性もあります。鼻水をうまく出し切れず、耳管を通って耳のほうに入ってしまうと滲出性中耳炎になります。

どうしても鼻うがいをしたい人は、回数を減らすとか、水を奥まで入れないとか、器具を清潔に保つなど、よく気をつけてほしいと思います。

特に体をあまり動かさない人、寝たきりの人は耳管から水が抜けにくいので、鼻うがいはしないほうがいいでしょう。

寝たきりの人は9割9分、滲出性中耳炎になっています。体を起こした状態なら耳管のつまりは抜けやすいのですが、ずっと寝ているとリンパ液がたまってしまい、滲出性中耳炎になるからです。高齢になると耳管が硬くなって、リンパ液が排泄されにくくなることも原因です。

ですから、そういう人が鼻うがいをするのは、さらに耳を悪くするリスクを負うことになってしまうのです。

第5章

耳鳴りと難聴の悩みがなぜ歳とともに大きくなってしまうのか

「耳」のことをちゃんと知れば対策できる

「耳」はこんな構造になっている

この章では耳の構造をお話しします。
専門的な話も出てきますが、ちょっとだけ我慢してください。「耳」と「聞こえ方」の基本がわかっていると、耳鳴り&難聴リセット法の目的や効果がより理解できると思います。

さて、耳は大きく、3つのパーツに分かれます。

耳の構造を知っておこう

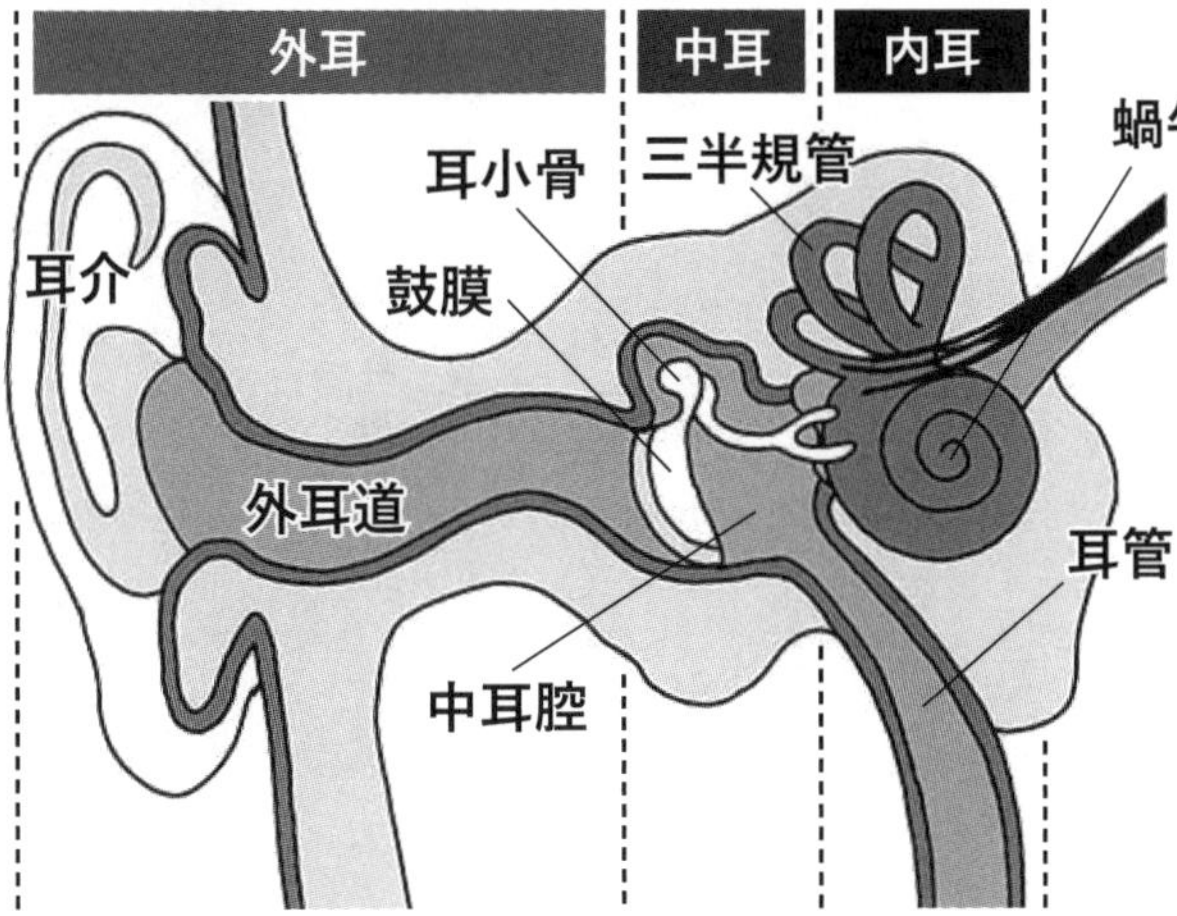

◎**外耳**〈耳たぶから鼓膜まで〉

・耳介　：外から見える部分で、音を集めるところ
・外耳道：耳の入り口から鼓膜までの通路。空気の通り道
・鼓膜　：外耳と内耳の間にある薄い膜

◎**中耳**〈外耳と内耳をつなぐ真ん中〉

・中耳腔：鼓膜の奥にある空間（鼓室）
・耳小骨：３つの骨で構成されている骨

◎**内耳**〈いちばん奥〉

・蝸牛　　：音の信号を電気信号に変換するところ
・三半規管：平衡感覚（体のバランス）を司るところ

◎**耳管**〈耳と鼻をつなぐ細い管状の通路〉

そして耳鳴りや難聴の人にぜひ覚えておいてもらいたいのは、**鼻の奥と中耳をつないでいる「耳管」**という細い管の存在です。

◎外耳

音があなたの耳に届くまでには、そもそも「音源」（音のもとになったもの）があります。たとえば、ピアノだったり、赤ん坊の泣き声だったり、あなたを呼ぶ声だったり。それが音源です。

その音源は、「空気の振動」を起こします。その振動を「音波」と呼びます。音は音波として、空気の中を通って伝わっていきます。

外で起きた音波があなたの耳に到達すると、**「耳介」**が音波を捉えます。耳介は集音器みたいなものです。左右の耳それぞれに到達する音の大きさと時間差から、脳は音が来た方向などを検知しています。

耳介は耳の入り口です。耳の入り口から先には「外耳道」と呼ばれる「空気の通り道」があります。耳介で捉えられた音波は、外耳道を通って耳の奥のほうにまで入っていきます。

外耳道の奥までいくと、突き当たりに「**鼓膜**《こまく》」があります。音波が鼓膜に当たると、鼓膜は振動します。

◎中耳

鼓膜の振動は、「**耳小骨**《じしょうこつ》」に伝わります。

耳小骨はツチ骨・キヌタ骨・アブミ骨という3つの骨でできています。骨ですが、音を伝えるためのものですから、触るとふわふわ動きます。音波が耳小骨まで届くと、その振動は3つの骨を伝わっていきながら増幅されていきます。

◎内耳

いちばん奥の内耳には、「**蝸牛**《かぎゅう》」というところがあります。耳小骨で増幅された振動は、この蝸牛に到達します。

かたつむりのような形の蝸牛の中は、リンパ液で満たされています。そのリンパ液が定期的に流れて、ゴミを取るシステムもあります。

蝸牛に音が届くと、そのリンパ液が振動します。すると、蝸牛の中の「有毛細《ゆうもうさい》胞《ぼう》」が動きます。有毛細胞の動きは、ここで電気信号に変換されます。

その電気信号が、「内耳神経」とも呼ばれる「聴神経」に伝わります。聴神経がそれを脳に伝えると、私たちは「音」として認識します。

なお、内耳には「三半規管《さんはんきかん》」もあります。三半規管は身体のバランスをとる働き、いわゆる平衡感覚を司る重要な機能があります。耳は「聞く」ことのほかにも、身体全体の揺らぎに関わる役割があるということです。

◎耳管

耳と鼻と喉がつながっていることはご存じだったでしょうか。

鼓膜の奥の中耳に、「**中耳腔《ちゅうじくう》（鼓室《こしつ》）**」という部屋があります。鼓室からは「耳管」という管が伸びていて、鼻と喉につながっています。

耳管は普段はほとんど閉じていますが、つばや食べ物などを飲み込むと開きます。そして鼻からは、「耳管」を通して空気が送られてきます。

鼓膜を境にして、外側（外耳道側）は外の空気に触れています。内側は、鼓室の空間に接しています。

鼓膜の外側と内側で、通常は気圧のバランスがとれているのですが、急激な気圧の変化などがあると、このバランスが崩れて鼓膜が破れてしまったり、炎症を起こしてしまいます。それが中耳炎です。

耳管の役割は、この2つの圧を調整することです。耳管が開くと、鼓膜の外と内の圧力差が解消されます。

「音」は2つのルートで届けられる

私たちの身体で、音を捉えるのは耳ですが、音を音として認識するのは耳ではなく脳です。

では改めて、どんなふうに耳から脳に音が届けられて、脳が音を認識するのでしょうか。それには、次の2つのルートがあります。

・空気を通るルート　これを「気導《きどう》」と呼びます
・骨を通るルート　これを「骨導《こつどう》」と呼びます

空気を通るルート（気導）とは、耳介から入った音波が外耳道を通って鼓膜に当たり、鼓膜が振動して内耳に伝わるルートです。

骨を通るルート（骨導）は、外耳道を使いません。耳から入った音が、頭蓋骨を直接振動させ、その振動が骨だけを伝わって内耳に直接到達します。

どちらのルートから来ても、内耳にある蝸牛が音をキャッチします。音をキャッチすると、蝸牛の中のリンパ液が振動します。すると、その中の「有毛細胞」が振動を感知します。感知されたた動きは、電気信号に変換されて、聴神経によって脳に届けられるというわけです。

2つのルートは、「蝸牛に伝わるまでの経路」の違いなのです。

- **気導　外耳道↓鼓膜↓耳小骨↓蝸牛↓聴神経↓脳**
- **骨導　頭蓋骨↓蝸牛↓聴神経↓脳**

私たちは、この2つの両方を同時に使って、音を聞いています。

音は２つのルートで伝わる

気導（空気を通るルート）

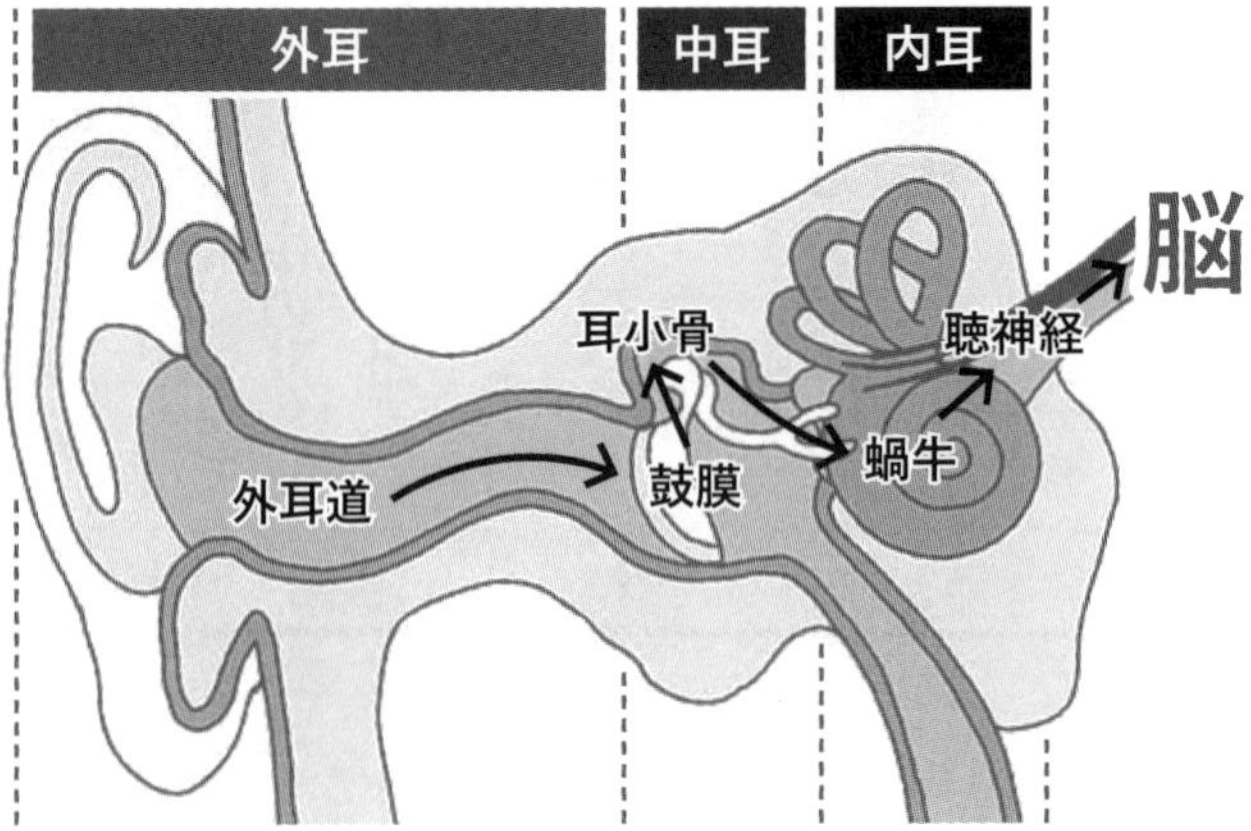

骨導（骨を通るルート）

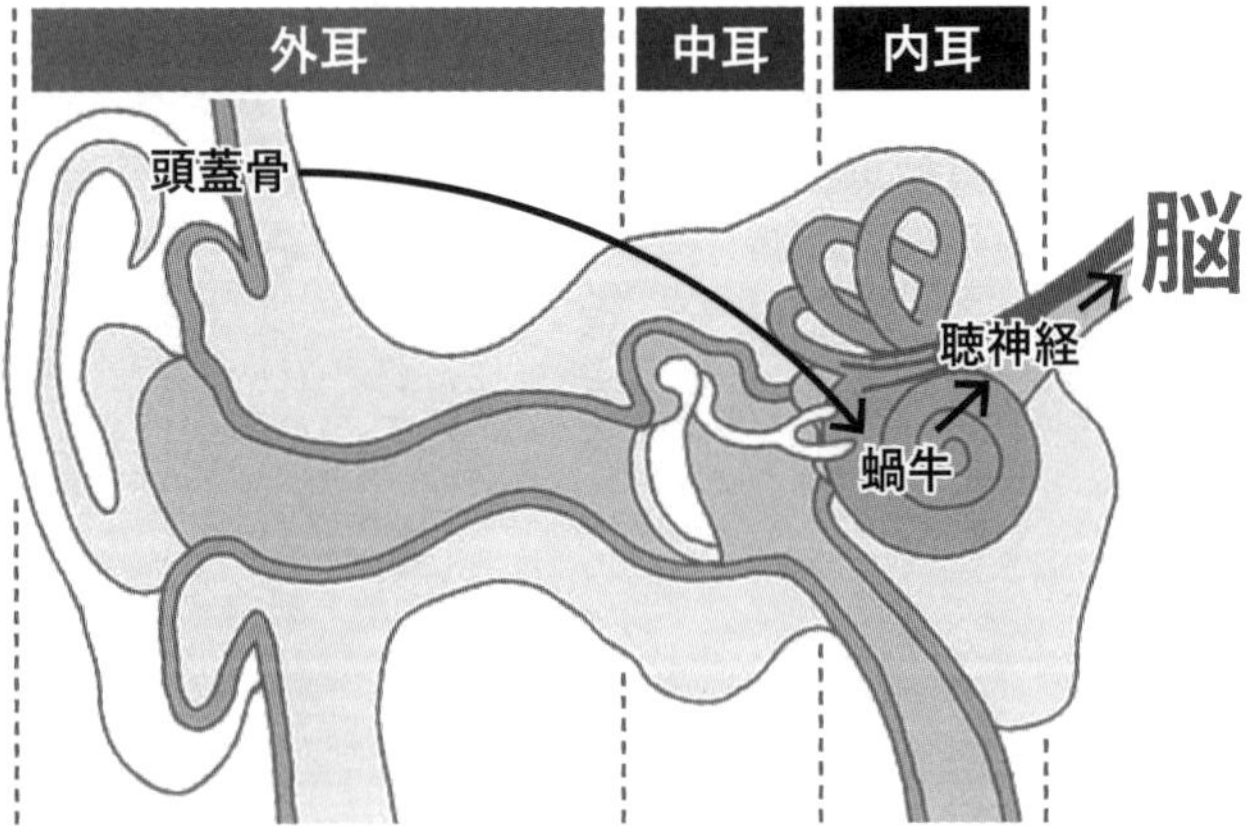

歳をとると、なぜ難聴になるのか

難聴は大きく分けると2種類ある

難聴とは「聴覚障害」のひとつで、音を聞いたり区別したりする能力が落ちた状態です。

音が「外耳→中耳→内耳」というルートで脳に伝えられるとき、どこかに問題が起きると、難聴が発症します。

難聴は、その原因（どこで問題が起きたか、何の問題なのか）によって、次の2種類に分けられるというわけです。

●**デンオン性難聴**　アブミ骨（耳小骨のひとつ）よりも手前の「外耳」や「中耳」での障害で、「音信号の伝達部」に問題が起こっている

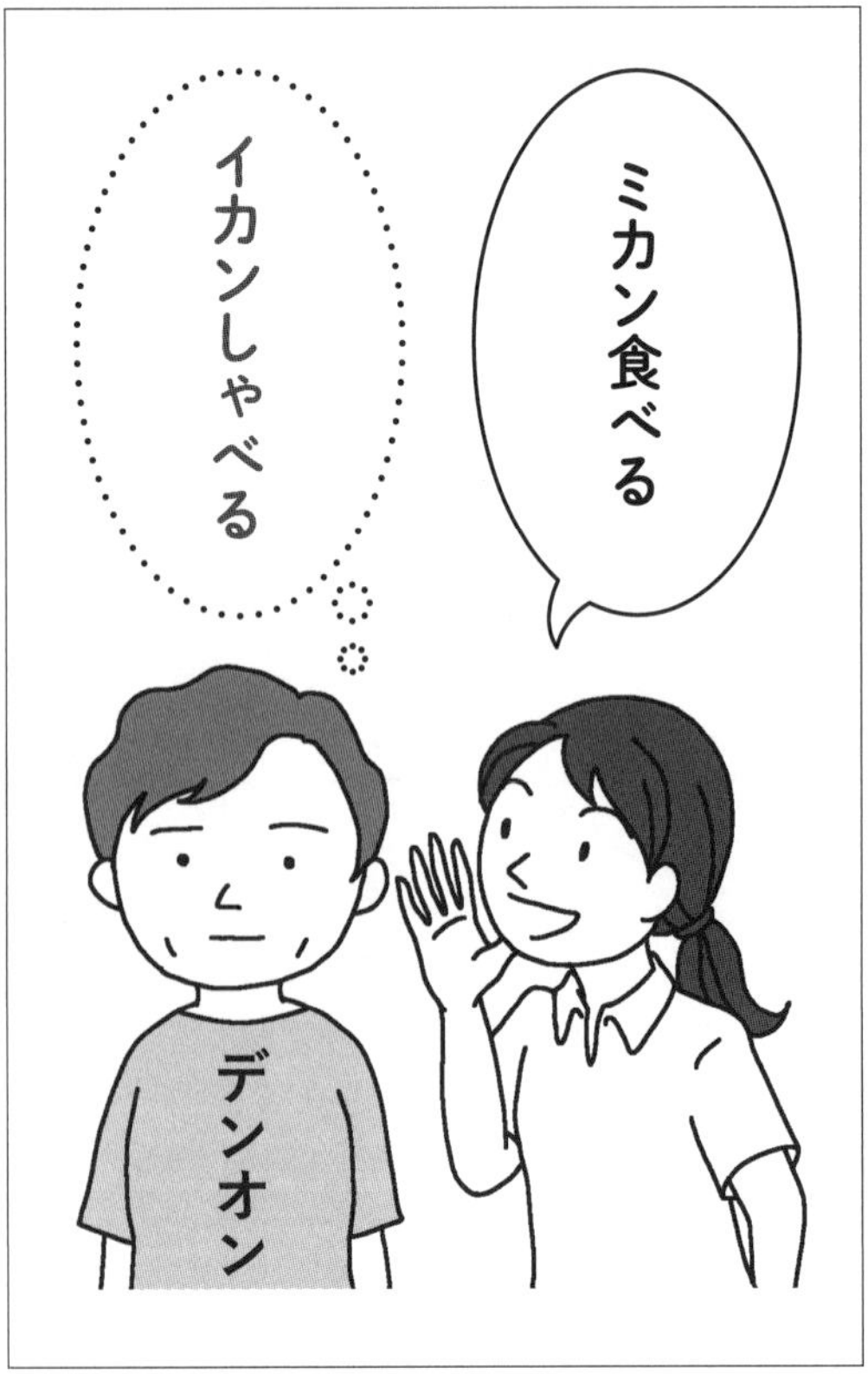

細かい子音が聞き取れない

●**カンオン性難聴**　奥にある「内耳」や、さらにその先での障害で、音を感じる

「神経」に問題が起こっている

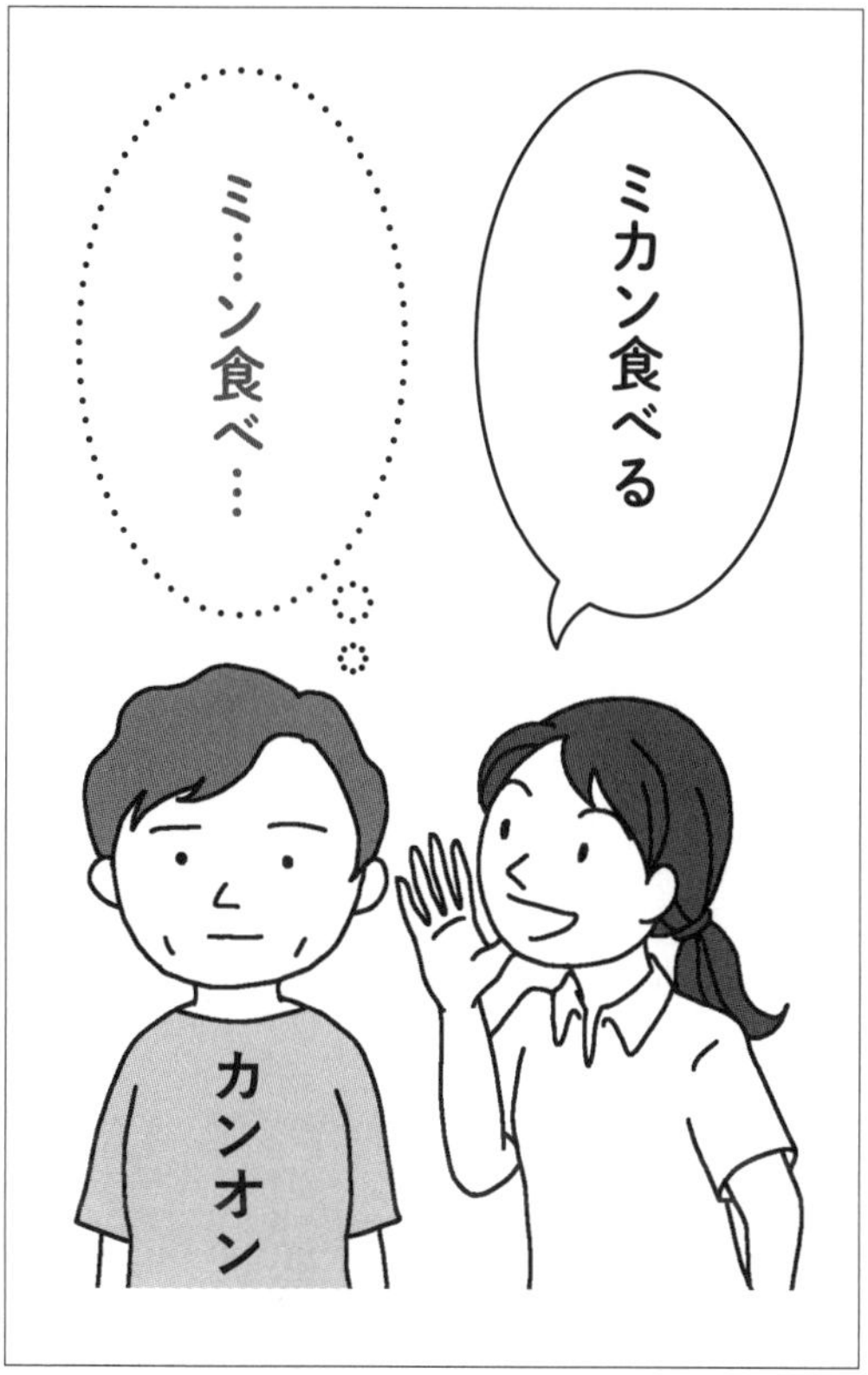

音がとびとびになる

デンオン性難聴は、主に「鼓膜の動き」が悪いことで起こることが多いものです（まれに耳小骨離断などもあります）。

音は聞こえているのに、言葉がクリアに聞き取れない難聴は「デンオン性」です。ザックリは聞こえるのですが、細かい子音が聞き取れずに、「ミカン」と言われたのに「イカン」に聞こえたりします。

でも音は聞こえているので、聞こえの神経は生きています。

カンオン性難聴は、聞こえの「神経」そのものの問題で起こります。

聞こえ方がストンと低下するのは、カンオン性難聴です。音を感受する「聞こえの神経」の細胞は「聴覚神経細胞」と呼ばれますが、神経細胞は主に「疲労」によって非常に劣化します。

カンオン性難聴は、脳の問題に近いともいえます。

神経というのは、要は電気のコードのようなものだと思ってください。途中で断線していれば、どんなに頑張ってコンセントを差し込んでも電気がつかないように、神経が障害されていると音は届きません。

ほとんどの「加齢性難聴」は2種類のミックスタイプ

デンオン性とカンオン性の2つが混合した難聴は、「混合性難聴」と呼ばれます。

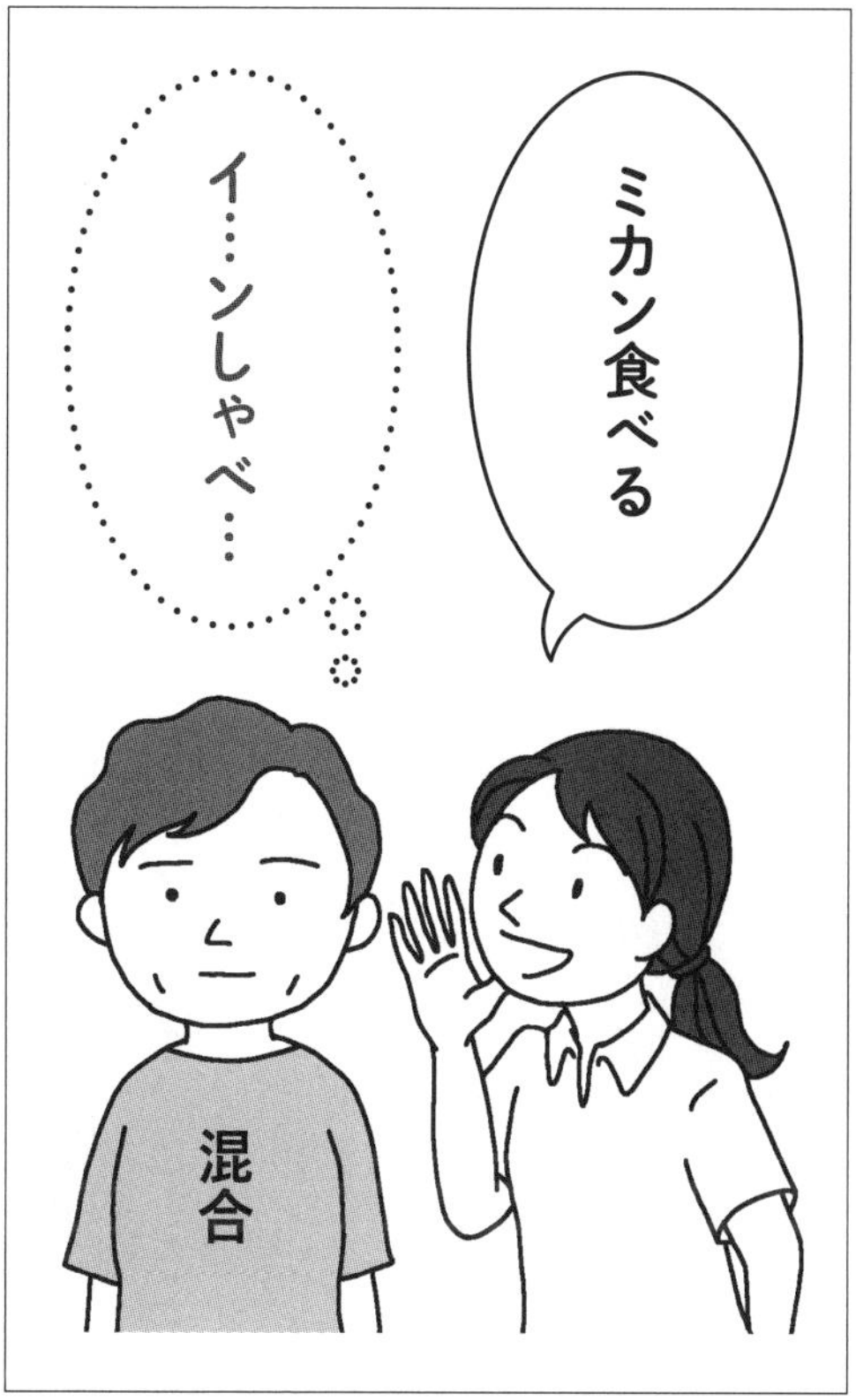

デンオン性とカンオン性の症状が混ざる

そして**加齢による難聴のほとんどが、「混合性難聴」**です。つまり、「デンオン性」と「カンオン性」が混じっているタイプです。どちらかひとつしかない人は、ほとんどいません。

ここが大切なポイントですが、デンオン性の難聴は改善できます。言い換えるとカンオン性の難聴は回復しにくいのですが、たいていの人が混合性の難聴なので、デンオン性による問題を改善できれば難聴をある程度まで治せるということです。

あなたにデンオン性難聴があるかどうかは、最終的には耳鼻科で検査を受けなければ判明しませんが、自分でも見当がつく判断基準があります。

☑自分の声が頭の中で響く

☑こもったように聞こえる
☑音は聞こえるがビビッドでなく、言葉の輪郭がはっきりしない
（「そうなんだよ」が「おうなんだよ」と聞こえるなど）
☑慢性鼻炎がある
☑喘息《ぜんそく》がある

チェックリストの中に「喘息がある」という項目があることを不思議に思った人もいるかもしれません。実際、喘息の人はデンオン性難聴になりやすいのです。それは、喘息だと好酸球性副鼻腔炎《こうさんきゅうせいふくびくうえん》、好酸球性中耳炎、特にお子さんは滲出性《しんしゅっせい》中耳炎《ちゅうじえん》になりやすく、それらの病気がデンオン性難聴の原因になるからです。

チェックリストでひとつでも当てはまるようであれば、「デンオン性難聴」を疑っていいでしょう。第1章で紹介した耳鳴り&難聴リセット法でしっかりセル

フケアをしましょう。

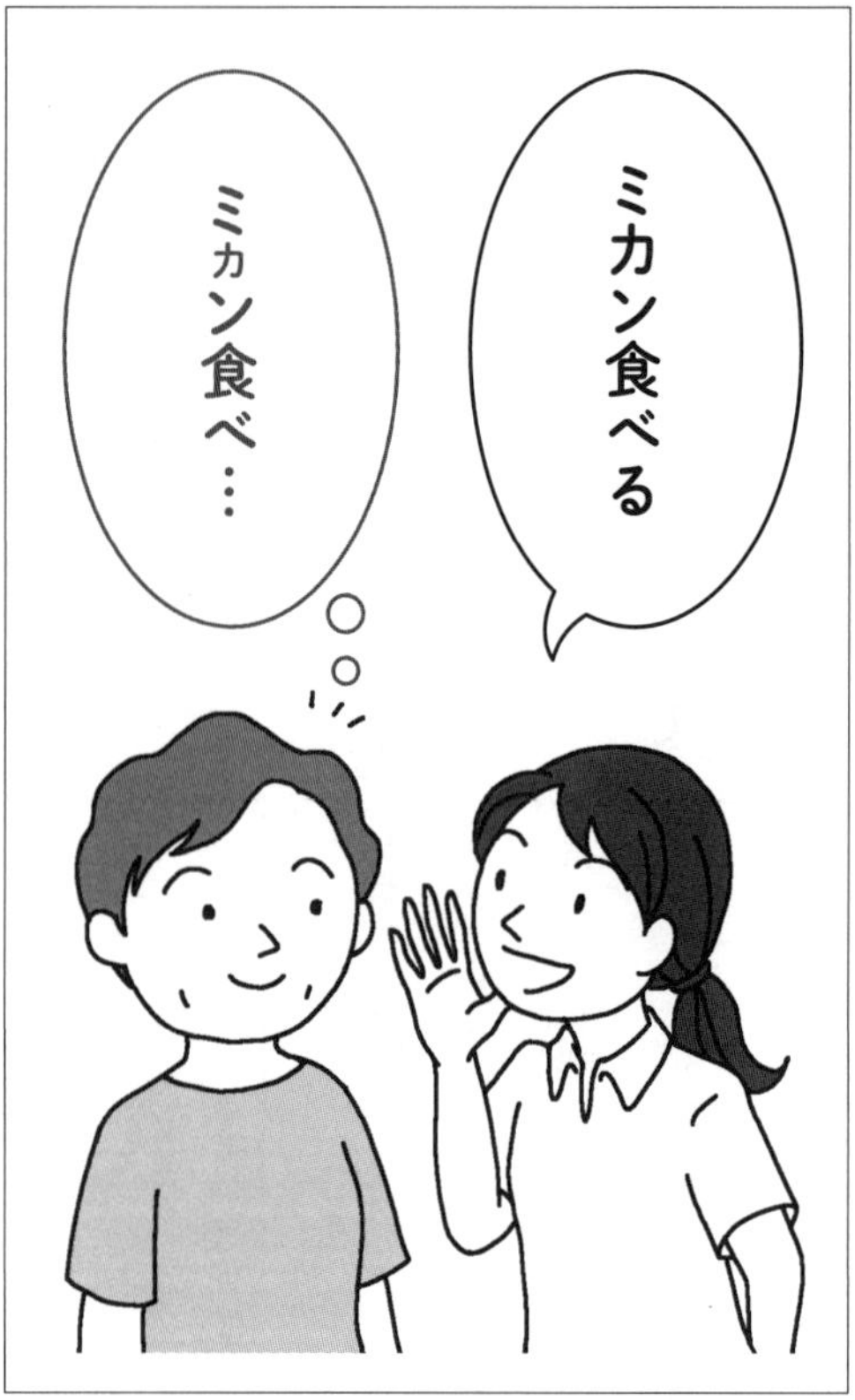

デンオン性の症状が改善すると、ずいぶんクリアに聞こえるようになる

難聴はほうっておくと、もっともっと悪くなる

ほぼすべての難聴は、ほうっておくと確実に進行します。365日、ずっと使っていれば歳とともに誰の耳も弱っていき、難聴の進行がUターンしてくることはないのです。

でも、それだけではありません。加齢性難聴を加速させる要因が、生活の中に溢れているからです。**日常的に大きな音量で音楽やテレビを聞いている人**は、難聴を自分で加速させています。**お酒を飲み過ぎたり、甘いものを食べ過ぎたりする人**は、血流が悪くなっているので、聴覚も悪くしています。

難聴が始まっている人は、けっして放置してはいけません。第1章で紹介した耳鳴り&難聴リセット法を実行して、「難聴のリセット」を目指してください。

耳鳴りが難聴と併発することが多い理由

軽い耳鳴りは、ほとんどの人にある

難聴とセットのように扱われている症状が「耳鳴り」です。

耳鳴りというのは、周りで音がしていないのに、ジージー、キーン、ボーボーなどの音が聞こえてしまう症状です。血圧が上がったり、更年期障害のひとつとして起きたりすることもありますが、原因や

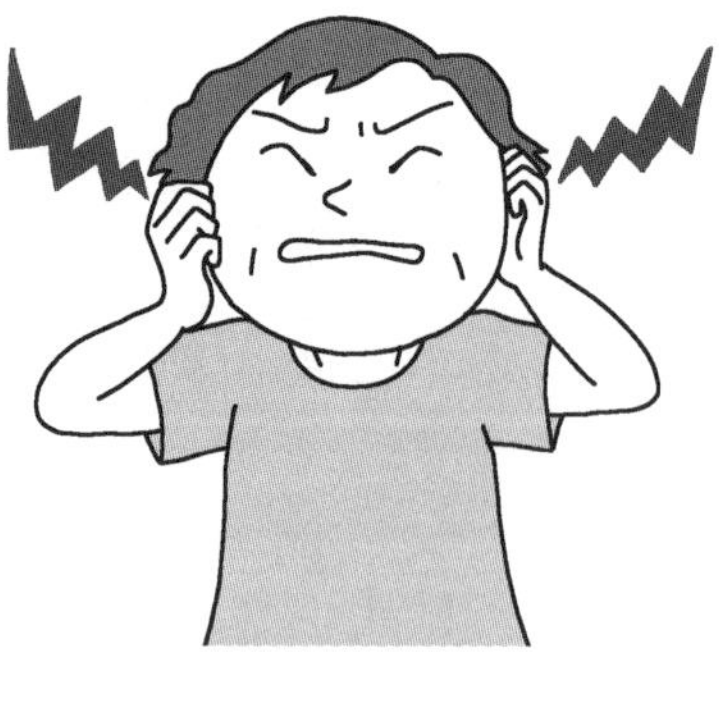

症状は百人百様です。

耳鳴りには、本人しか聞こえない「自覚的耳鳴り」と、筋肉のけいれんや血管病変の拍動など、物理的に音が鳴る「他覚的耳鳴り」がありますが、ほとんどは本人にしか聞こえない自覚的耳鳴りです。

もっとも**「ときどき軽いキーンという音を感じることがあるものの、10秒ぐらいで収まるし、日常生活に支障はない」という程度の耳鳴りは、多くの人が経験しています**。私にもそういう耳鳴りはあります。この程度であれば気にする必要はないでしょう。

耳鳴りには、それを気にすることで症状が悪化したと感じる側面があるので、少々の耳鳴りは気にしないほうがいいのです。とはいえ、耳鳴りのせいで日常生活に支障が出るようになったら、話は別です。

また、最近、診療の現場で痛感するのはやけに若い人の耳鳴りが増えていると いうことです。リモート会議で長時間イヤホンを着けている時間が増えたことも一因でしょう。

耳鳴りがある人の9割は難聴がある

耳鳴りも難聴も、そしてめまいも、すべて蝸牛神経からくるので、難聴と耳鳴りには明らかに密接な関係があります。実際、**耳鳴りの患者さんの約9割に難聴があり**ます。特に騒音性難聴の人は、ほぼ全員が「耳鳴りがある」と言います。

難聴は「音を聞いたり区別したりする能力」が低下した状態です。難聴のせいで「音が聞こえない」とか「音に左右差がある」など、「聞こえの情報」が脳に伝わらなくなると、**脳のシナプスが「なぜ聞こえないんだろう」と過敏に反応します。そして脳は音の情報を得るために、音に関する感度を上げようと働くのです。その結果、脳に異常な興奮状態が起こり、雑音を拾ってしまい、それが耳鳴**

りとして感じられる、というのが最新の学説です。

といっても、あくまでも仮説です。耳鳴りが起こるメカニズムは、完全には解明されていません。逆に、耳鳴りが原因で起きている難聴というのもあります。

耳鳴りは本人にしかわからない症状だから難しい

ただし、耳鳴りは、難聴よりも難しい面があります。なぜなら、基本的に「本人にしかわからない」症状だからです。

難聴も特に軽いうちは周囲の人にわかってもらいにくいものですが、進行していけば、周囲の人も「あ、聞こえてないんだな」と感じとることができます。なにより耳鼻咽喉科で専門的な検査をすれば、客観的な診断結果も出てきます。

けれども耳鳴りは違います。**患者さんが「耳鳴りがする」と訴えるのを、周囲の人が客観的に確認することはまずできません**。専門の医師でさえ、患者さんの訴えと、ごく簡単な検査によってしか判断できないので、原因の特定はとても難しいのです。

実際のところ、原因や症状の出方が多岐にわたっていることもあって、**耳鳴りの病態はいまだ解明されていません。**

ホルモンバランスや心理的な要因が耳鳴りを引き起こすことも多々あります。

心理的なストレスで、耳鳴りは負のスパイラルに

耳鳴りは、意識すればするほどストレスになり、それがさらに耳鳴りを悪化させます。難聴のせいで起こるようになった耳鳴りでも、その耳鳴りを不安に思うことで耳鳴りの音に意識が集中してしまい、さらに音を大きく感じるようになり、それがストレスとなって、さらに不安が強くなり、ますます耳鳴りが……、という悪循環に陥るケースも少なくありません。

ですから、**耳鳴りを意識しないような環境づくりや生活を心がける**ことも大事です。

静か過ぎる環境を避けて、テレビやラジオや音楽など、いろいろな音を聞きましょう。趣味に熱中したり、適度な運動をするなど、耳鳴りを自然に忘れられるような生活も効果的です。

症状から推察できる耳鳴りの原因

そういうこともあって、医師が耳鳴りを診断するときには、「耳鳴り以外に、どんな症状があるか」を探って原因を特定する手法も用います。たとえば、次のような症状です。

●耳が遠くなる⬇

耳鳴りの原因：突発性難聴、加齢性難聴、耳垢栓塞《じこうせんそく》、耳管狭窄症《じかんきょうさくしょう》、耳硬化症、メニエール病、薬の副作用など

●めまいがする⬇

耳鳴りの原因：メニエール病、内耳や脳の血行障害、脳腫瘍、脳卒中や頭部外傷の後遺症、薬の副作用など

●自分の声が響く⬇

耳鳴りの原因：耳管狭窄症、中耳炎など

●全身に不快感がある⬇

耳鳴りの原因：自律神経失調症、更年期障害、ストレスなど

●頭痛・肩こり・動悸⬇
耳鳴りの原因：高血圧、低血圧、貧血、心臓疾患、脳血管疾患など

耳鳴りが強くなったら、一度、耳鼻科に行ってみる

ただし、日常生活に支障がなければあまり心配しなくていいでしょう。耳鳴りは基礎疾患がなく、日常生活に支障がなければ、最近の耳鼻科ではあまり積極的に治療をしません。

とはいえ、**検査をしなければ、ほうっておいていい耳鳴りやめまいなのかどうかわかりません。耳鳴りやめまいがあったら、一度は耳鼻科に行ってください。**

私は大きな病院に勤務していたとき、耳鳴りが前兆で、実際には脳梗塞だったという患者さんも経験したので、ほうっておくのは絶対にやめていただきたいと思います。

日常生活に支障があるかないかを判断するのはご本人です。ですから、まず病院に行って検査を受けて「それほど悪くない」と言われ、日常生活に支障がなければ、半年後、1年後にまた受診すればいいでしょう。

耳鳴りの検査は簡単なもの

耳鼻科に行けば、最初は聴力検査、鼓膜の検査をします。次に、耳鳴りがあれば、その検査を受けることになるでしょう。もし、めまいもするようなら、めまい検査もします。

耳鳴りの検査は簡単なものです。

「検査」と言いますが、検査に使われる音は「シュー」と「キーン」と「ジー」の3種類だけです。それぞれを3つの高さの音で検査します。だいたいは3種類

×3の9通りしかありません。**百人百通りの耳鳴りが、そのどれかに無理やり当てはめられるのですから、かなり大雑把**です。そのせいで検査機器を置いている病院も少ないのです。

これは耳鳴りという症状がまったく解析されてないからです。こういう検査では、医学的なデータも得られにくいことになります。「耳鳴りが他人は聞こえない」という特性上、無理からぬところではあるのですが、難聴の場合には脳波を取ったり、自分でボタンを押す検査とはいえ、何回もやれば整合性も出てきたりするのと対照的です。おそらく5人に1人はある耳鳴りという国民病にメスが入らない理由は、まさに「他人は聞こえないから」の一言に尽きます。

耳鳴りの治療はこうする

急に耳鳴りがするようになったのであれば、原因となっている病気を特定して、治療します。

薬物療法をする場合、代表的な薬には、内耳の循環改善薬、内耳の神経の再生を促して働きをよくするビタミン薬、漢方薬などがあります。心理的な要因が強い場合には、抗不安薬や抗うつ薬を使うこともあります。

耳鳴りが気になって、耳鳴りの症状に集中してしまい、ますます耳鳴りの音が大きく感じられ、そのせいで不安が増し、ますます耳鳴りが……、という悪循環に陥っている人には、**心理療法**もします。

心理療法では、「耳鳴りがなぜ起こるのか」「耳鳴りは、あっても深刻なものではない」と理解してもらい、耳鳴りへの不安を解消するように促します。

音響療法もあります。音響療法には次の2種類があります。

ひとつは、補聴器を使って聞こえなくなった音を増幅させて聞く方法です。

もうひとつは、耳鳴りを感じさせないために、ノイズジェネレーターという装置を使って小さなノイズをずっと耳に流す方法です。うるさい場所にいれば耳鳴りは感じないので、あえてうるさい環境を作るという方法ですが、言ってみれば原始的な方法ですから、正直なところ私はあまりやりません。突発性難聴の後遺症で耳鳴りが残り、それによって精神的に落ち着かない患者さんに「こういうものもありますよ」と勧める大学病院などもありますが、それほど広がっている治療法でもありません。

どちらにしても慣れと根気が必要な治療で、毎日継続して、長期間じっくりと病気に向き合うことが必要です。

加齢性難聴が伴う耳鳴りなら、セルフケアで改善

原因不明の国民病だからこそ、ご自身でケアをして、これ以上悪くならないよ

うにしていただきたいと思います。**この本でお伝えしているリセット法は、耳鳴りにも難聴にも効きます**。

耳鳴りと難聴の両方がある患者さんの場合、難聴が改善していくと、耳鳴りも気にならなくなっていきます。特にデンオン性難聴と関わる、脳が音を探しに行って拾う雑音の部分はよくなります。

耳鳴りのせいでイライラしていたり、眠れなかったり、日中もキーンとなって仕事に集中できないという状態で、デンオン性難聴があるなら、ぜひ「あくび耳抜き法」きをやってください。鼻の通りが悪ければ、鼻をかんで通りをよくしてください。2週間やれば、耳鳴りが多少なりとも気にならなくなる人が多いです。

ただし、カンオン性難聴に付随する耳鳴りは、残念ながら治りやすいとはいえません。神経のほうですから、リセット法の中では**「耳のマッサージ法」をしっかりやってください**。マッサージをすれば神経からくる耳鳴りも少しはよくなることは、医師会も認めています。

第6章

一生、「健康耳」でいるためにやっておくべきこと

耳鼻科の「かかりつけ医」はいるか？

耳鼻科医は耳だけを診ているわけではない

ここでは、耳鼻科医としての私の考えを紹介しましょう。

私のクリニックは「耳鼻咽喉科」を標榜《ひょうぼう》しています。当然、「耳」「鼻」「喉」が専門というわけですが、私はけっしてその3つだけを診ているわけではありません。耳鼻咽喉科だからといって「耳」「鼻」「喉」しか診ていなかったら、いくつもの病気を見逃してしまうでしょう。

先日、いつも難聴で来院している女性（84歳）の目が、普段より腫れていることに気づきました。「ごめん、ちょっと触らせて」と言って目を診て、血圧をとったところ、「上が181で下110、心拍数が121」、軽度の心不全を起こしていることがわかりました。

近くにある大きな病院に救急搬送して事なきを得たのですが、もしも私が難聴の患者さんの耳しか診ていなかったら取り返しのつかないことになっていたでしょう。

耳鼻科医というのは本来、こうした全身の病気の窓口的存在だと思います。かりに耳鼻咽喉科で「耳」「鼻」「喉」しか診ていない医師がいたら、時代遅れと言わざるを得ません。率直にいえば、「耳」「鼻」「喉」だけ診ていればいいのなら、もっと楽だし、効率がよく、経営的にも助かります。

でもそれでは、医師というプロに耳や鼻を預けようと思って来てくれている患者さんに失礼です。「来てよかった」と思ってもらえるように、私たち耳鼻科医は患者さんの全身に気を配っています。

たとえば、「耳」「鼻」「喉」を診るタイミングで、口の中も診ます。当然、歯も見ることになります。

一人暮らしの高齢者で口の中が汚くなっていたら、「たぶん、ちゃんと食べられていないいな」と見当がつきます。

口の中が汚れているということは、口内炎が起きやすいだけでなく、心筋梗塞も起きやすいので、ほうっておくわけにはいきません。私は「ヘルパーさん、ついてるっけ？」などと話しかけて、少しでも身体が発しているSOSを見落とさないようにしています。

耳鼻科医こそ「ホームドクター」にふさわしい

こういう配慮は、いわゆる「かかりつけ医」がやることです。「かかりつけ医」

というと内科をイメージする人も多いと思いますが、実は耳鼻科もその役割を担っています。

近くに**あなたの全身を気にかけてくれる耳鼻科医がいたら、ぜひホームドクターの一人にしてください**。風邪や花粉症で「鼻」「喉」を診てもらいながら少しでも早いうちから難聴の相談ができれば、それだけ回復は望めます。さらに、脳腫瘍、認知症、脳動脈瘤、メニエール病、喘息《ぜんそく》など、隠れている病気を見つけることもできます。

「耳」「鼻」「喉」の専門医というよりも「かかりつけ医」のように接してくれる医師がいたら、何を相談しても大丈夫です。「私、どこも異常ないですか？」という軽い気持ちで、何でも相談するといいでしょう。

私は患者さんに何でもないことでも相談されたり話してもらえることがいちばんの喜びと言っても過言ではありません。

こんな耳鼻科医には、かかってはいけない

ぜひ、よい耳鼻科医かどうか、自分に合うかどうかは患者さん自身が見極めてください。耳の悩みで行ったら耳しか診ないとか、「歳だから治らない」などと言って、一緒に生きていくしかない」とか、「耳鳴りはあきらめるしかない」など、難聴といろいろな可能性を考えようとしない医師は、次元が低いといっていいでしょう。
また、何も試さず、治療せず、最初から高い補聴器を勧めるお医者さんも、かかりつけ医にはおすすめしません。

次の項目に当てはまる医師は、あえて選ぶ必要はないと思います。

1. 初診時に話を聞かない
2. 変化がないのに毎月聴力検査をして、結果説明はほとんどない

3.「年齢のせいだ」とすぐに言う
4.患者の気持ちになれない

正直に言えば、こういうタイプの医師は少なくありません。

私自身もかつてはこういう部分もありましたが、**たくさんの患者さんが私を育ててくれました**。また、両親の老い、介護、難聴に向き合うことで、医師としてあるべき姿を学んできました。

そのなかで、**自分の身体でも試しながら、耳鳴りと難聴をリセットできるメソッドを確立してきました**。

風邪でも、内科より耳鼻科へ行ったほうがいい

内科にかかるよりも、耳鼻咽喉科のほうが風邪の治りが早いことがあります。

そもそも「風邪」という病名は医学的に存在せず、急性鼻炎を「鼻風邪」、急性咽頭炎や扁桃炎を「喉風邪」と通名で呼んでいるだけです。かつて内科が何でも見ていた時代に、まとめて「感冒」という病名を作ったという経緯もあります。

それはともかく、いわゆる風邪にもさまざまな症状があるわけですから、**「鼻水が出る」「喉が痛い」などの症状があれば、耳鼻咽喉科に行くほうがいい**でしょう。

季節の変わり目で軽い風邪をひき、「風邪は治ったけど、耳に膜が張ったような、詰まっている感じがある」といった症状があれば、それもまさに耳鼻咽喉科の領域です。

そういう症状では、風邪やアレルギー性鼻炎や副鼻腔炎などで起きた鼻や喉の炎症が、鼻の奥にも及んで引き起こされた「耳管狭窄症《じかんきょうさくしょう》」を疑います。

もちろん、熱があるとか、お腹に症状が出るタイプの風邪は先に内科を勧めますが、鼻や喉に症状が出るほとんどの風邪は、内科に行くのは遠回りです。

このような背景もあって、実は今の医学界では耳鼻科と内科が手を取り合おうとしています。内科と耳鼻科がひとつになった学会では、"one airway one disease"が合言葉。airwayは「気道」、diseaseは「病気」ですから「ひとつの気道、ひとつの病気」という意味です。

鼻から声帯までは「上気道」で、そこは耳鼻咽喉科の領域です。その下は「下気道」で内科が扱う領域ですが、上気道も下気道も一人の患者さんの身体の中ではつながっています。

ですから、一人の患者さんの鼻と気管支が関連する病気は、「耳鼻科だ」「内科だ」と言い合うのではなく、お互いにうまく連動してトータルで診ていこうという方向に進んでいるということです。

内科を入り口に、症状によっては耳鼻科に。耳鼻科を入り口に、症状によっては内科に。それぞれの医師が連絡を取り合って、トータルで診れば、患者さんにとってはこの上なく頼りになる「かかりつけ医」になりますよね。

耳鼻咽喉科はこんなことをやっている

あなたのこんな症状に対応する

耳鼻科にあまり行ったことのない人は、行くのをためらうかもしれませんが、次のような症状があれば、遠慮なく行くべきです。

耳の症状

「耳鳴りがする」「聞こえにくい」「耳が詰まった感じがする」「耳だれが出る」「耳が痛い」「耳がかゆい」「耳垢が気になる」「めまいがする」「顔面神経麻痺」「水

が出る」「中が臭い」など

鼻の症状

「鼻水が出る」「鼻が詰まる」「くしゃみが出る」「鼻がかゆい」「鼻や頬が痛む」「鼻血が出る」「臭いがわからない」「鼻が臭い」「鼻をぶつけた」「鼻水が喉へ回る」「頭痛がする」など

喉、口の中の症状

「喉が痛い」「咳が出る」「喉の詰まり感・違和感」「口が渇く」「声がかれる」「声が出ない」「できもの、しこり」「舌が痛い」「味がしない」「飲み込みにくい」「口内炎」「顎がカクンとなる」「顎の関節が痛い」「黄色の痰や血痰が出る」など

耳のお悩みにはいろいろあります。耳鳴り、難聴、めまいだけではありません。

耳閉感、耳のかゆみ、耳垢が多い、補聴器が合わない、耳毛が長い、音に過敏などと、耳の病気のほとんどは、「早期発見」でコントロールできます。ほうっておけば、誰でも耳の機能が衰えます。少しでも異常を感じたら、迷わず耳鼻科に行ってください。耳の病気には、遺伝によるもの、習慣や疲労によるもの、感染性によるものなど多岐にわたりますが、原因が何であれ、**長期間ほうっておくと、治りにくいことが多い**のです。

放置すると、治る病気も治らなくなることがあります。すぐに耳鼻科に飛び込んでください。

耳鼻咽喉科で行う聴力検査は格段に進歩しています。難聴なら脳のCT（コンピュータ断層撮影）とMRI（磁気共鳴画像）の検査をします。どちらも画像診断で、耳に関するかなり詳しい情報がわかります。

CTは検査時間が5分ぐらいと短く、軽度被曝はあるものの、費用が安いので気軽に受けていいでしょう。**デンオン性難聴のほか、耳や鼻のいろいろな病気がわかります**。

ＭＲＩ検査は40分ぐらいかかりますが、上咽頭腫瘍《じょういんとうしゅよう》や聴神経腫瘍なども調べることができます。

私の患者さんで、急速に難聴が進んだ人がいました。ご本人は「全然大丈夫だよ」とおっしゃるのですが、明らかに進行が速いのです。「お願いだから」と頼み、「ヘリカルＣＴ」というものを大きな病院で受けてもらったところ、微弱の脳内出血がわかり、そのまま入院になりました。このように、入り口が難聴で大きな病気がわかることは珍しくありません。

ほかにも、できる検査はいろいろあります。

耳鳴りを調べる「耳鳴検査」もあります。私のところでは、「ティンパノメトリー」

という鼓膜《こまく》の動きを見る検査や、「重心動揺検査」という自分の重心の動揺を見るめまい検査もやっています。

聴力検査には2種類ある

206ページのイラストで見たように、音が届くのには2つのルートがあるので、聴力（音を聞く力）にも、2種類あります。

気導《きどう》（鼓膜と耳小骨の振動から内耳に伝わる）で伝わってくる聴力は「気導聴力」、骨導《こつどう》（頭蓋骨の振動が直接内耳に伝わる）で伝わってくる聴力は「骨導聴力」と呼ばれます。検査では、気導と骨導の両方で、どこまで聞こえるかを調べます。

また、左右の耳で、気導聴力と骨導聴力の差があることがあります。ですから聴力検査では、左右それぞれの気導聴力と骨導聴力、合計4つを測定します。

気導聴力（右耳、左耳）

気導聴力は、鼓膜と耳小骨の聴力を調べます。気導聴力の検査にはヘッドホンを使います。

骨導聴力（右耳、左耳）

骨導聴力は、聴神経の能力そのものを調べます。耳の後ろの硬い骨（頭蓋骨の一部で最も耳に近い骨で、「乳様突起《にゅうようとっき》」と呼ばれます）にレシーバーを当てて測定します。

この4つすべてを測定すると、右耳と左耳のそれぞれ、気導と骨導でどこまで聞こえたか、聞こえない原因は何かがわかります。

「気導聴力」と「骨導聴力」に差があるほどデンオン性難聴

健康な耳なら、「気導聴力」＝「骨導聴力」です。ところが、難聴になっていくと「気導聴力」＝「骨導聴力」とはなりません。それぞれの聴力に差が出てきます。

デンオン性難聴になると、気導で伝わってくる音は内耳に届くまでに少しずつ減衰していきます。一方、骨導のほうは、ほとんど減衰しません。

この差は「ＡＢギャップ」と呼ばれます。Air（気）とBone（骨）のギャップという意味です。ＡＢギャップが大きいほど重度のデンオン性難聴といえます。

やや専門的になりましたが、こうして**難聴を細かく調べるほど維持回復に向けて有効な手立てを選べます。**

ここからはちょっと難しい話になります。苦手な人は飛ばしていただいても構

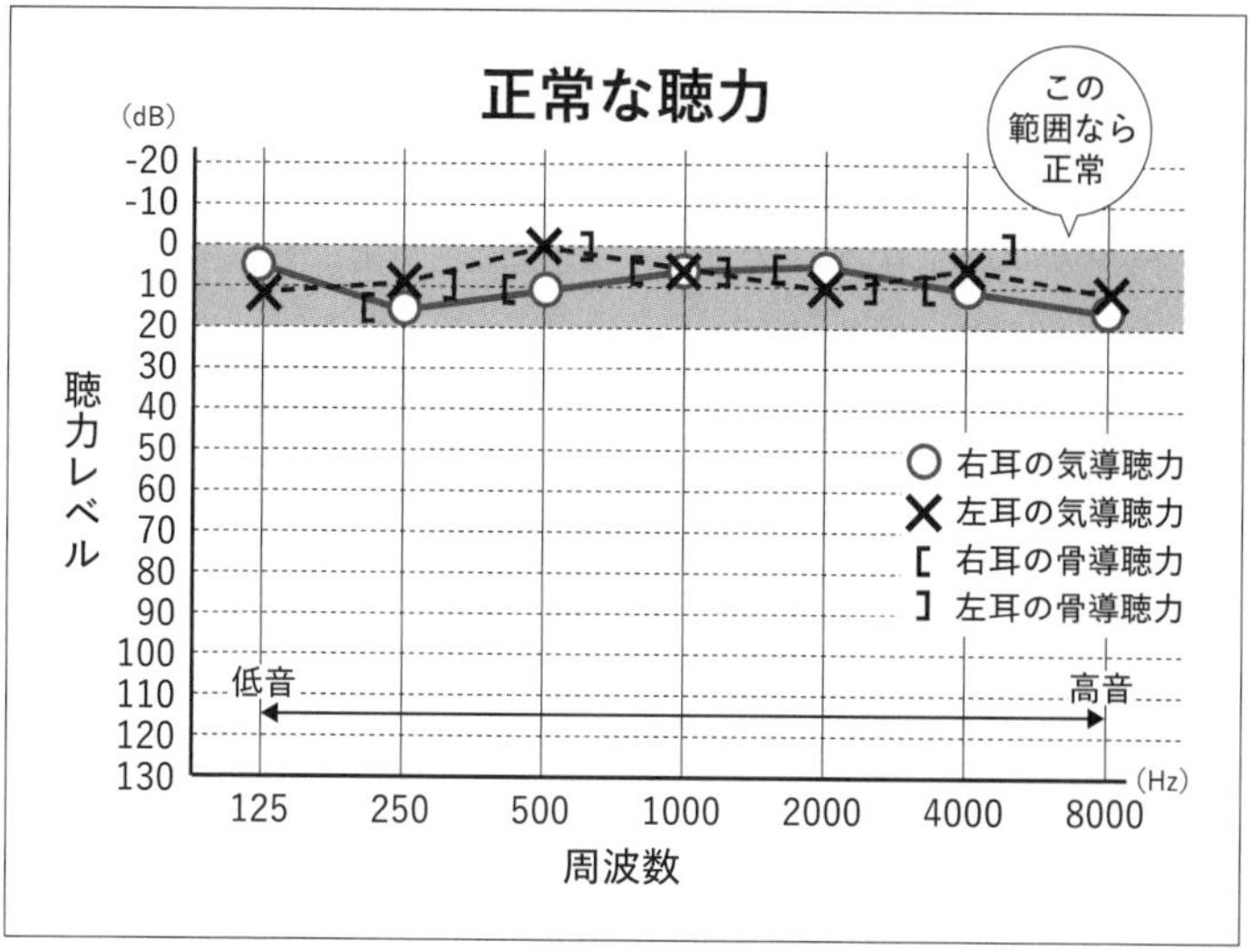

いません。上の聴力検査の結果を表したグラフを見てください。

横軸は「周波数（音の高さ。Hz＝ヘルツ）」。左から右へ行くほど高音になります。

縦軸は「聴力レベル（音の大きさ。dB＝デシベル）」。0デシベルは聞こえがとてもいい値です。数値が大きくなればなるほど、「大きい音でないと聞こえない」ことを表しているので、グラフの下のほうほど耳が悪いことになります。

丸印が線で結ばれているのは「右耳の気導聴力」、×印が線で結ばれているの

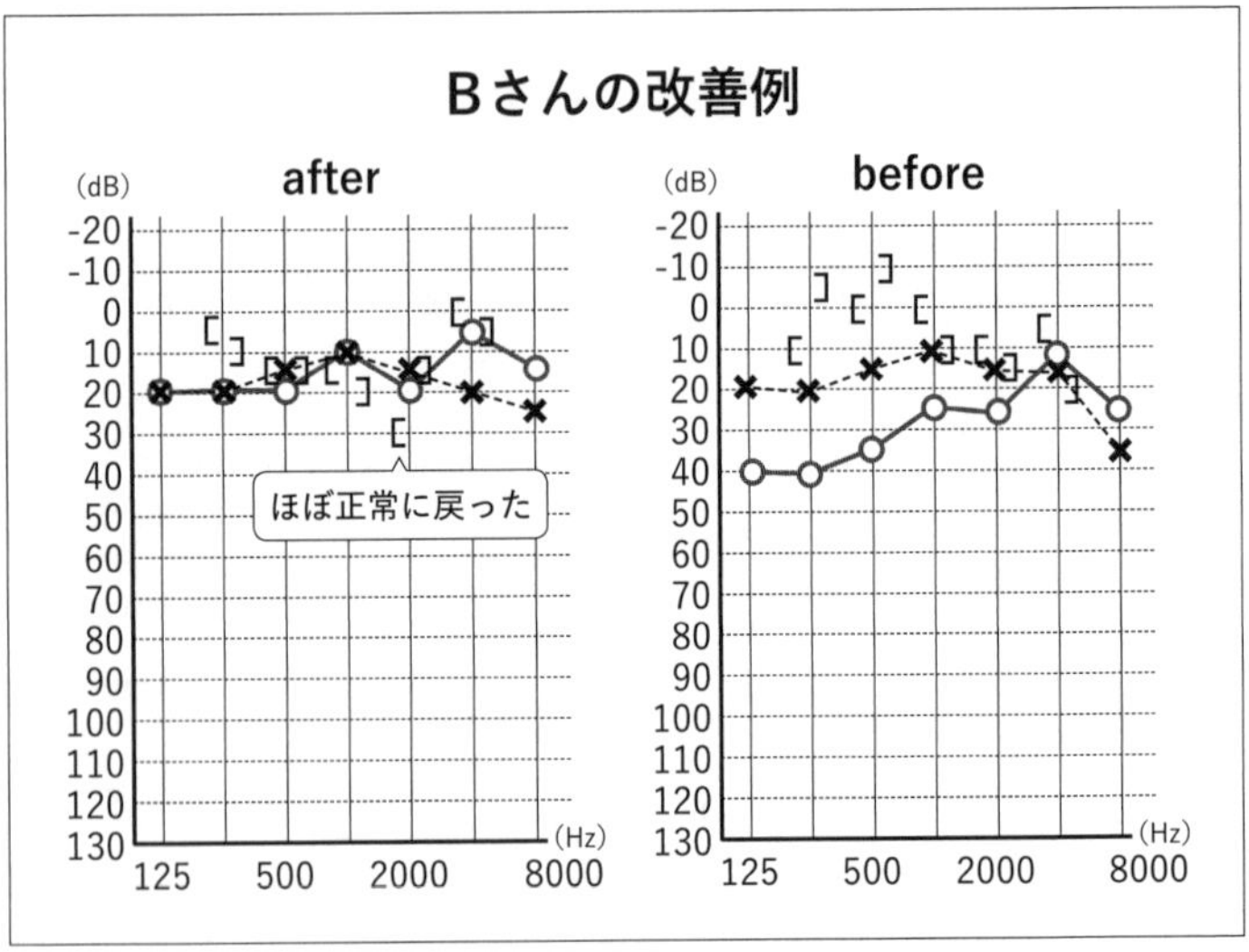

は「左耳の気導聴力」です。カタカナのコの字を左右反転したような記号は「右耳の骨導聴力」。カタカナのコの字のような記号は「左耳の骨導聴力」を表しています。

およそ20デシベル以内であれば、聴力はほぼ正常です。正常な聴力は、前のページのグラフのようになります。

さて、上のグラフは113ページで紹介した、Bさんの聴力の変化です。

かなり低かった右耳の気導聴力が左耳と同じぐらいにまでよくなり、全体的に

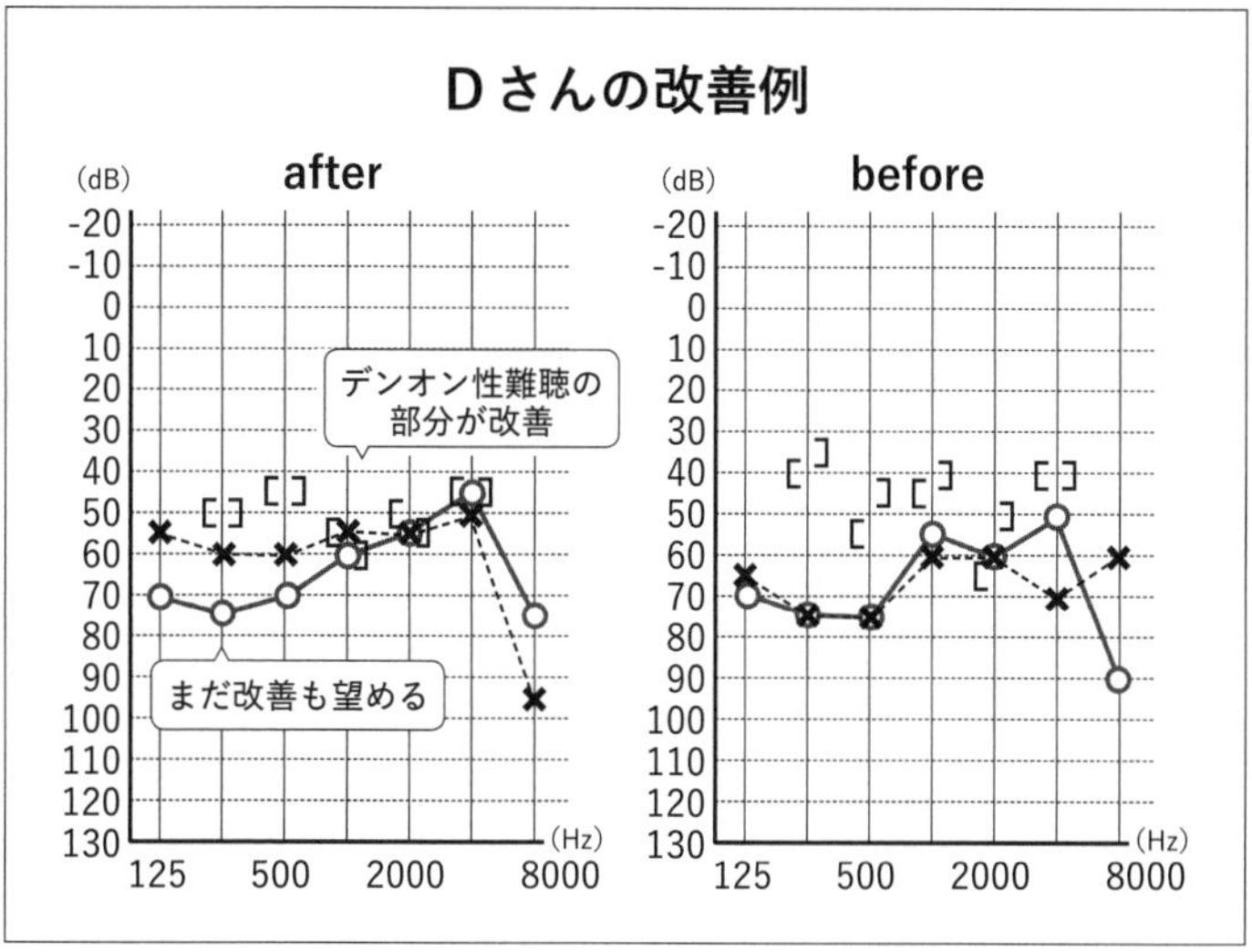

ほぼ正常値におさまっていることがわかります。

これは115ページで紹介した、Dさんの聴力の変化です。かなりあった気導聴力と骨導聴力の差が、少なくなっていることがわかります。ABギャップがまだあるので、さらなる改善が望めます。

次は高齢の男性Eさんの例です（87歳）。「あくび耳抜き法」を続けてもらって、11カ月かかりましたが、右が10デシベル、左が4デシベル改善しました。高

Eさんの改善例

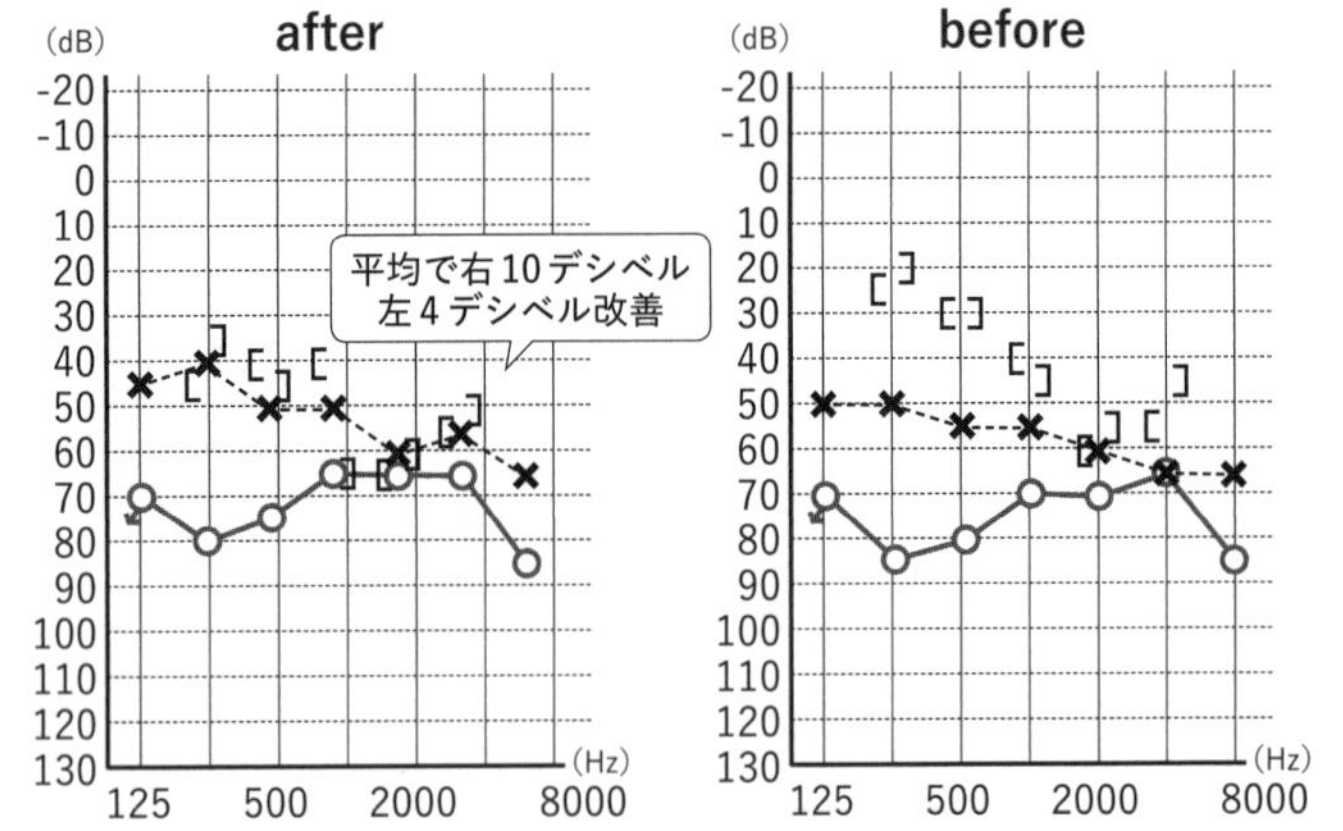

齢の方はどうしても時間がかかりますが、地道に続けていただければ、これほどの変化があるのです。

次は、72歳の女性Fさんです。4カ月で左右とも3デシベル改善。気導聴力と骨導聴力の差が少なくなりました。

次も、72歳の女性Gさんです。半年で、右が3デシベル、左が4デシベル改善され、気導聴力と骨導聴力の差が少なくなりました。聞こえは、かなりクリアになっています。

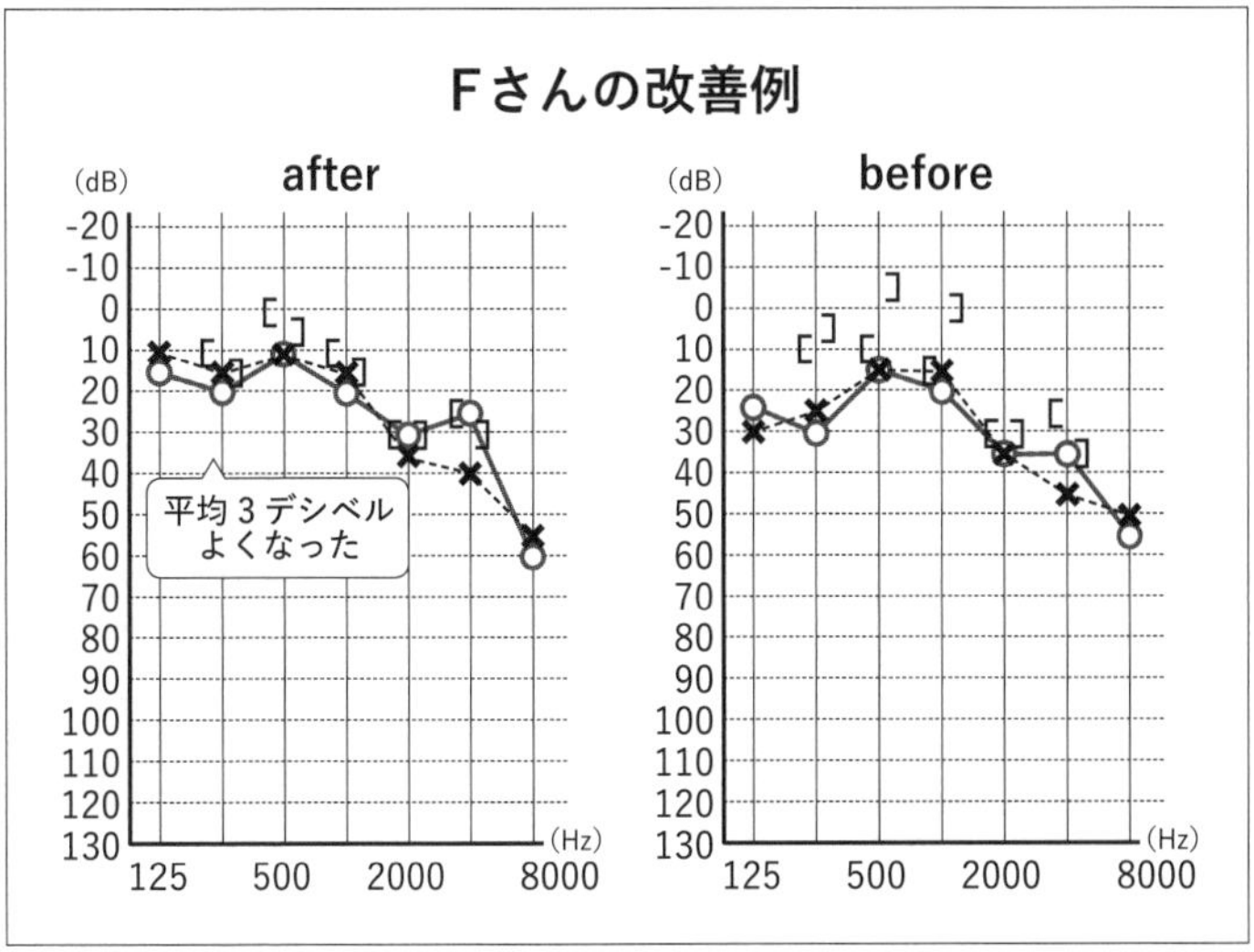
Fさんの改善例
after
before
(dB)
-20
-10
0
10
20
30
40
50
60
70
80
90
100
110
120
130
125
500
2000
8000
(Hz)
平均3デシベル
よくなった

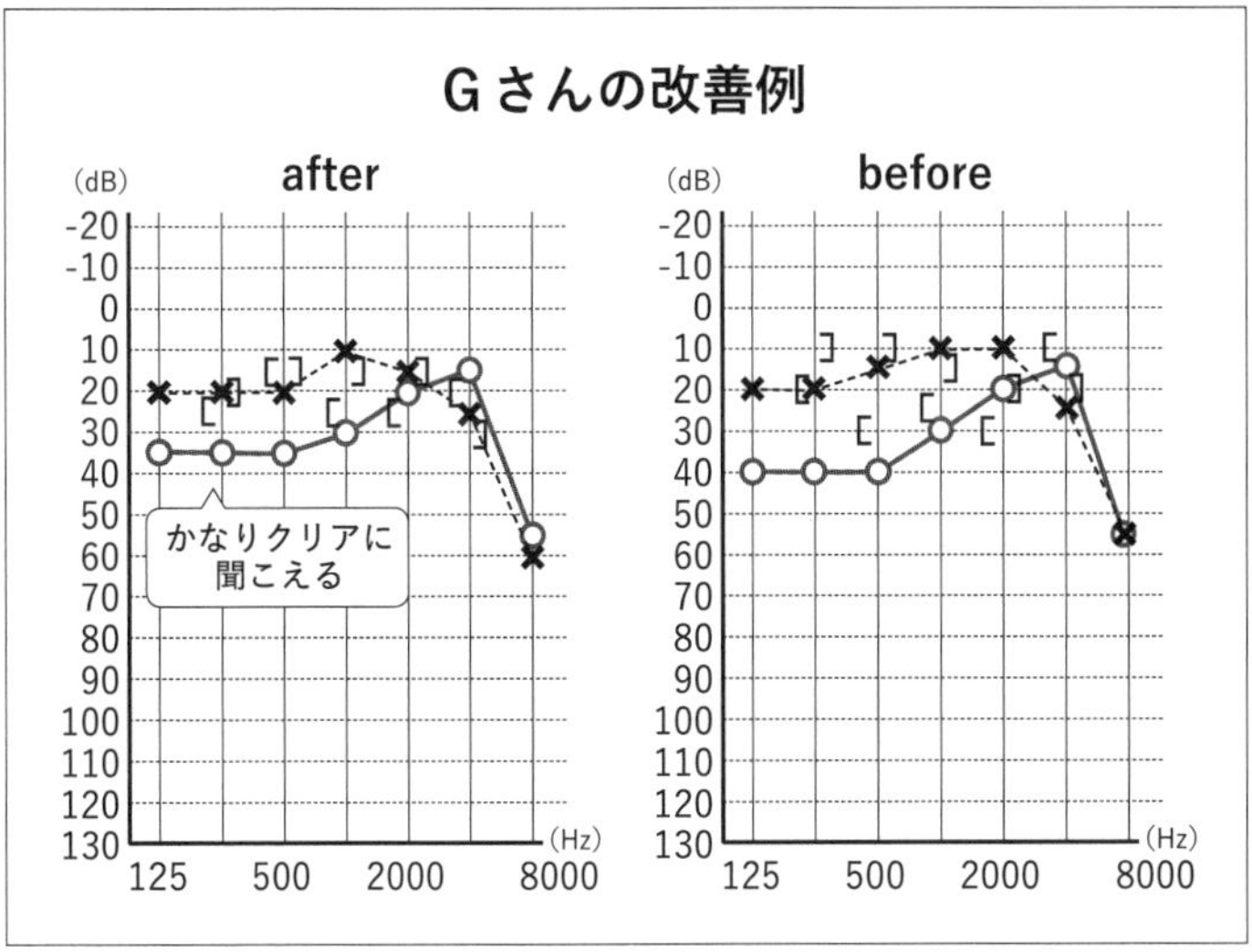
Gさんの改善例
after
before
(dB)
-20
-10
0
10
20
30
40
50
60
70
80
90
100
110
120
130
125
500
2000
8000
(Hz)
かなりクリアに
聞こえる

私のモットーは、一に問診、二に問診の「問診ファースト」

たっぷりの「問診」で難聴の原因を探る

ぶっちゃけた話をします。

耳鼻咽喉科というのはもともと保険点数が低いので、たくさんの患者さんを次から次へとこなしていかないと成り立たない診療科です。ですから一人ひとりに診療時間をあまりかけず、とにかく多くの患者さんを診て、待合室に人があふれかえっている耳鼻科が多いのです。

でも、そうでない耳鼻科も増えています。私もできる限り一人ひとりにちゃんと時間を作って向き合い、**「耳」「鼻」「喉」だけでなく全身に気を配る「かかりつけ医」でありたい**と思って診療を続けてきました。

患者さんが難聴なら、なぜそうなったかという原因を徹底的に探していきます。耳は感覚器なので、検査でも客観的なデータが取りにくいのです。聞こえの検査も患者さん自身がボタンを押すので、心電図や採血と違って客観性に欠けるところがあります。

患者さん自身の主観や感覚が大きいからこそ、私は特に初診時の問診に重きを置いています。

患者さんの家族関係、仕事、趣味。何があって、いつからこういう難聴の気配があったか、なぜそのとき放置したのか。周りは何も言わなかったのか、そういうバックグラウンドやエピソードをお聞きします。

問診なんて、経営面で見たら効率が悪いだけ。でもそこに時間をかけて、患者さんの懐に飛び込んでいくのが私の診療方針です。

「ちょっと聞こえにくいなと最初に感じたのはいつですか」

「その前後、ご病気をしたことはありますか」

「『聴力異常なし』と言われた健康診断に行ったのはいつですか」

「この期間、ちょっとずつ進行しています？」

「スマホの音量を大きくし始めたのはいつ頃から？」

「わかりません。覚えてないです」という返事も珍しくありません。時間軸を覚えていない患者さんの一言一言から、一つひとつ原因を掘り起こしていくのが私たち医師の役目です。**そうした経緯が、治療方針に大きく関係する**からです。

「朝と夕方、どっちが聞こえが悪い感じがしますか」

「疲れてきたほうが、聞こえが悪い感じとかありますか」

ご家族の話も伺います。

「今、ご家族と一緒に暮らしてますか」

「旦那さんに『聞こえ悪くない？』って言われることはありますか」

実は「ご家族や親しい人がどう難聴を捉えているか」はとても大事です。本人はずっとそれで生きてきたので難聴に慣れてしまっていても、身近なご家族が補聴器を望んでいる場合も大いにあります。まったく違う意見を持っていることも多いので、タイミングのよいときに一度ご家族の話を伺いたいということもお伝えします。

ときには家庭環境も探ります。ぱっと見て耳がすごく汚れている人は、たんに耳掃除をしていないという以外の、生活の困難を抱えている可能性があります。極端な例ですが、私はフィリピンのスラムにボランティアに行っています。そこに住む人は、ほぼ100%、耳に病気を持っています。耳掃除を生まれてこの方一度もしたことがなく、耳垢がガチガチになって詰まっているからです。つまり耳を診れば、経済も含めて、置かれている状況がある程度想像がつくのです。

ご本人が言い出さなくても、ほかのことも尋ねます。

私　「その間にめまいか耳鳴りってありました？」

患者さん「たまに。でも困るほどでは……」

私　「その耳鳴りは高い音？　低い音？」

患者さん「う〜ん」

何が高い音で低い音なのかがわからない患者さんには、具体的に、ていねいに説明します。

「大きな音を聞く趣味はありますか」

「カラオケ音痴ですか」

難聴が進行してくると、外の音と自分の声に差ができるため、音痴になってきます。

実は、問診をしながら、ちょっと低いトーンにして話してみたり、わざと高いトーンで話してみたり、声の大きさも変えながら、「聞こえにくいのは高い音か低い音か」「どのぐらいの音量なら聞こえるのか」も感覚で測っています。

本当に聞こえない人とは、ホワイトボードを使いながら話をしますが、そういう場合にはご家族に来ていただき、耳元で通訳をしてもらいつつ、ホワイトボードも使って詳しい情報を集めます。

患者さんとの「雑談」で、こんなこともわかる

こんなことがありました。

患者さんに「最近どう？　お嫁さんとうまくいってる？」と尋ねたのです。すると「嫁の作るものがしょっぱいんだよね」と言います。

私は「本当？　ちょっと触っていい？」と言って、さりげなくスネの骨の上を押しました。

10秒押して凹んでいたら「むくみ」があるかどうかわかります。その人はむくみがあり、血圧が高いかもしれないと私は判断しました。

血圧が上がると、耳鳴りがします。耳鳴りにも「キーン」とか「ゴー」などいろいろな鳴り方があるのですが、「ドクドクドク」という拍動性の耳鳴りなら、高血圧のサインです。

「今、耳鳴りしない？」と伺うと、本人もそれまで自覚していなかったのですが、実は耳鳴りがありました。

耳鳴りの自覚も、高血圧の自覚もない患者さんは少なくありませんが、問診で私はそういうことも吸い上げています。

問診で認知症を疑うことも少なくありません。

とても頑固な患者さんもいらっしゃいます。もちろん、もともと頑固な人もいるでしょうが、ほとんどは歳を重ねて頑固になった人です。

耳が聞こえなくなって頑固になるのは「聞こえてない」と思われたくないからです。ですが、**こういう態度は、認知症の初期ととても似ている**のです。

認知症の初期は、朝ご飯を食べた後なのに「まだ食べていない」と話したり、「あれ、今どこにいるんだっけ」とわからなくなったりします。

これを「見当識違い」と言うのですが、この見当識がおかしくないかどうかも問診で調べます。「認知症なのか、耳が悪いのか」を間違えるわけにはいかないからです（もちろん認知症で耳の悪い人もいらっしゃいます）。

ですから、認知症も疑われる場合には、脳のＣＴスキャンを撮るように、設備のある脳の病院を紹介します。認知症はＣＴと簡単なテストで見つけられるからです。

脳の異常が認められなければ、耳の検査をします。耳の検査を先にしてから、脳の検査を受けてもらうこともあります。

「対策」は、問診でわかったバックグラウンド次第

問診をもとに、対策を考えることになります。

もちろん、難聴を改善することが第一です。ほとんどの人が混合性難聴なので、デンオン性難聴の部分については、必ず治すことを目指します。といっても、

100%を目指すわけではありません。20代の聴力に戻すわけではなく、コミュニケーションがとれるように、**日常生活を困らないものにする**ことに焦点を当てます。

定年退職した人が来たとします。

「昔、どんな仕事をしてたんですか」

「工事現場だよ」

その答えから、長く騒音にさらされた「騒音性難聴」だということが推測できます。

残念ながら、騒音性難聴の人が、難聴が始まってかなりたってから来てもほぼ治りません。耳の神経の外傷に近いからです。

そういう場合には、「治せる。一緒に頑張ろう」とは言えないので、「**これ以上悪くならないように、一緒にやってきましょう**」と言って励まします。

ライフスタイルはそれぞれですから、耳鳴り&難聴リセット法のセルフケアのほかに必要に応じて補聴器を勧めるようにしています。

こんなふうですから、私の初診の問診はかなり長い時間をかけます。20~30分はあたりまえです。出入りの業者さんから「珍しい外来だ」と驚かれます。

私は難聴の検査をする前に、必ず耳掃除をします。**耳垢越しに検査をしても意味がない**からです。

耳掃除をしながら、かなり汚れている人は「一人暮らしではないか」「もしかしたら生活に困っているかもしれない」などと考えを巡らせます。

あるいは、外耳炎になるほどガリガリ耳掃除をやっている痕があれば、イライラするようなストレスや更年期障害など、何かあるのではないかと考えます。実際に外耳炎などは、性格とか、かなりリンクしています。

難聴と関連する耳の病気を知ろう

症状が似ている「耳管狭窄症」と「耳管開放症」

「耳管狭窄症」は耳管が塞がれたり狭くなったりする病気です。耳管が狭くなると、鼓膜が膨らんだり凹んだりしてくるので、鼓膜を診るだけでもわかります。耳管が詰まることで、耳が詰まった感じ（電車に乗ってトンネルに入ったときや、高い山に登ったときの感じ）がする、自分の声が響いて聞こえる、自分の呼吸の音が耳に響く、などの症状が起こります。風邪、アレルギー性鼻炎、副鼻腔炎、咽頭炎、扁桃炎などによって起きた、鼻や喉の炎症が主な原因です。

耳管が狭まると、強烈に聞こえが悪くなります。ほうっておくと、難聴が進行し、特に音程があいまいになって、オンチにもなります。

耳管狭窄症は珍しい病気ではありません。

ちなみに、飛行機の離着陸の際に耳が痛くなったり、塞がった感じが残ったりするのは耳管狭窄が原因で、鼓膜に炎症が起きると「航空性中耳炎」とも呼ばれます。

「耳管開放症」は逆に、耳管が開いたままになる病気です。急激な体重減少、妊娠、体調不良が原因と考えられています。また、鼻をすする癖がある人に多く見られます。運動して汗をかくと、病状が悪化することがあります。ただし、「耳管狭窄症」と違って、かなりまれな疾患です。

耳管が閉じているか開いているか、2つの病気は正反対ですが、なんと耳管狭窄症と耳管開放症では、症状がほとんど共通しています。

エレベーターに乗ったり山や高原に行ったりして、耳がツーンと詰まった感じがしたときに、唾を飲み込んだりあくびしたりしたら治ったという経験があると思います。それで治れば正常ですが、耳管狭窄症や耳管開放症になると、こうした耳管の機能が働かなくなります。

耳管開放症も耳管狭窄症も、季節の変わり目の体調不良や風邪をきっかけに発症する人が少なくありません。

開放症と狭窄症の判別は医師にも難しいのです。いずれにしても、聴力検査や鼓膜の動きを調べるティンパノメトリー検査で、病気の程度を確認できます。

耳管狭窄症には、原因である鼻や喉の炎症に対する治療などで対処します。3カ月ほどで治ることが多いのですが、慢性鼻炎が原因なら根本の病気を治さないと完治しません。

耳管開放症の治療は、症状に対する投薬などしますが、症状が強いと改善は困難です。

耳を使いっぱなしだと「聴覚過敏症」や「内耳過敏症」に

耳を使いっぱなしにすると、「聴覚過敏症」や「内耳過敏症」になる危険性が増します。

聴覚過敏症になると、すべての音がうるさく感じられます。

内耳過敏症になると、ほかの人が気にしないような特定の音などに対して、過敏に反応したり、不安を感じたりします。

ミュージシャンやサウンドエンジニア、コールセンターにお勤めの人は、騒音性難聴になることも多いのですが、内耳過敏症になる人も少なくありません。

そうなると音を感じる感覚が過敏になり、脳が「聞きたい音」と「それ以外の音」を区別できなくなります。その結果、特定の音を必要以上に聞き取って、普通の人が気にならないような音が気になってしまうのです。特に音の感性を保つ必要がある人がかかることが多く、1デシベルの音の違いを聞き分けてしまえるようになります。

内耳過敏症の症状が、一時的に難聴を引き起こすことがあります。症状が出ているのに音の曝露が続いていると、症状は慢性化して悪化します。

「滲出性中耳炎」から「髄膜炎」になる人も

難聴の症状が出る病気のひとつに、「滲出性中耳炎《しんしゅつせいちゅうじえん》」があります。

小さな子はアデノイド（鼻の奥と喉の間にあるリンパ組織のかたまり）や扁桃

腺が肥大して、耳管狭窄症が併発することがあるのですが、それが原因で鼓膜の奥にある中耳腔で炎症が起き、鼓膜の内側にリンパ液（滲出液）がたまるのが滲出性中耳炎です。

鼻をすすってバイ菌が入り、リンパ液に病原菌が入ると、免疫力の弱い人の場合には、ごくまれですが「髄膜炎《ずいまくえん》」になります。髄膜炎とは、脳の周囲を覆う髄膜に炎症が起こる病気です。主な原因は、細菌やウイルスなどの病原体が侵入する感染症です。ですから、髄膜炎の引き金にもなり得る中耳炎は危険なのです。鼓膜の内側は脳につながっているのですから。

鼓膜に穴が開いている慢性中耳炎の人が感染症になると、特に高齢であればあるほど脳のほうにいってしまい、放置しているとやはり髄膜炎になるリスクが上がります。

私の祖父は、急性中耳炎になり、戦時中で抗生剤のペニシリンがなかったために、髄膜炎になって亡くなりました。耳は脳に近いので、抗生剤がなかった時代には、中耳炎でもかなりの確率で死亡していたのです。

ですから寝たきりという状態になって、耳からの髄膜炎を疑わざるを得ない状況のときには、鼓膜に穴を開けて切開し、中の滲出液を出します。

つまり、中耳炎も怖い病気なのです。さらに**「痛くなければ中耳炎じゃない」と思うのは間違い**です。滲出性中耳炎では痛みがありません。

だからこそ、定期的に耳鼻科に行って「私、何か病気ないですか？」というつもりで診てもらうことが大切なのです。

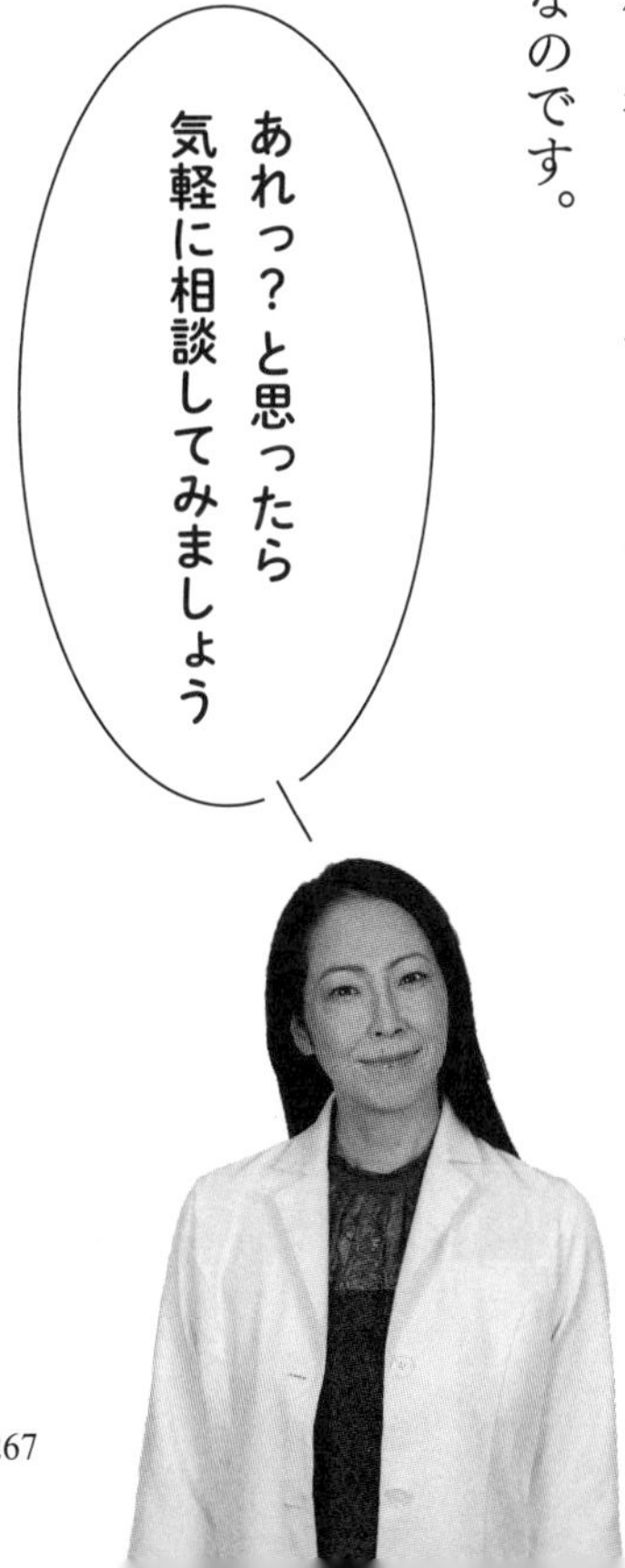
あれっ？と思ったら
気軽に相談してみましょう

知っておいてほしい「薬」「補聴器」「人工内耳」の話

難聴でよく処方されるメチコバール、アデホスコーワ

メチコバールとアデホスコーワは、聴覚神経を復活させてカンオン性難聴を治そうとする薬です。

メチコバールは、内耳の機能を改善するビタミンB_{12}を含んでいます。

アデホスコーワは、ATP（アデノシン三リン酸）を有効成分とする血流改善剤です。ATPには血管拡張作用などがあるので、脳血管などの血流の増加や、内耳の血管の拡張が期待できます。「代謝賦活薬」とも言われ、聞こえの神経だ

けでなく、ほぼすべての神経に活力を与えます。

軽い難聴でも「補聴器」を使ったほうがいい

補聴器を使うかどうか、迷っている人もいるでしょう。

私は患者さんに耳鳴り&難聴リセット法のセルフケアを勧めますが、かといって補聴器をまったく勧めないわけではありません。逆に、**症状に困っている人には、早めに補聴器を使用することをおすすめします。**

軽い難聴でも、早めに補聴器を使っていいのです。補聴器を着けると違和感があるかもしれませんが、若いうちに始めれば早く慣れます。「最近ちょっと聞こえが悪いかな」ぐらいの初期症状で始めていいでしょう。

ご家族から「聞こえないから、もうお父さんと話すのは嫌」などと言われるようであれば、補聴器も利用しましょう。文字どおり「補う」ために着けてみるのです。**老眼になったら軽い老眼鏡を使い始めるのと同じ感覚**です。

耳が遠いことで仕事に支障があれば、補聴器をして仕事をするほうがいいと思います。会議の間だけ着けるという使い方もあります。家に帰れば、外してセルフケアをすればいいのです。

いちばん安い補聴器を、片側だけするのでもいいでしょう。高い補聴器を両耳にするのではなく、安い補聴器を片耳からスタートして、仕事やご家族とのコミュニケーションを維持するのです。

ただし、補聴し過ぎないこと。弱めの補聴器から始めて、必要なときだけに着けるのが正解です。老眼鏡でも、軽いものから始めますよね。

最初はなかなか補聴器の音に慣れず、ストレスを感じる人もいるかもしれません。でもあきらめず、補聴器の聞こえ方にこだわり、自分の身体に素直に向き合うことで、必ずちょうどいい調整に近づきます。**難聴予防は認知予防にもなる**のですから、ぜひ上手につきあってください。

補聴器はOK、でも集音器はNG

補聴器を使ったからといって、難聴が進むことはありません。ですから、必要なときに使えばいいのです。

一方、通販などで手に入る安い「集音器」は、難聴を進行させます。集音器には、大きな音が入ってきたときに増幅させずにおさえるコンプレッサーが入っていないからです。

補聴器と集音器は見た目が似ていますが、補聴器は薬事法で定められた医療機器で、集音器はそうではありません。つまり、集音器には製造・販売するうえで制約がなく、難聴の人を想定した、医学的根拠に基づいた機能は搭載されていないのです。

難聴の人は特に、集音器を使ってはいけません。

難聴が進んだ人は無料で補聴器をもらえる

補聴器には保険が適用されないので、高いお金を払うことになります。ただし、難聴が進んで「障害」として認められ、身体障害者手帳を取得すると、「障害者総合支援法」による補助金を受けられ、自己負担額が大きく軽減されます。

「15条指定医」という言葉を聞いたことがあるでしょうか。

身体障害者手帳を申請するのに必要な「身体障害者診断書・意見書」を作成できる医師(身体障害者福祉法第15条の規定に基づく指定を受けた医師)のことです。

高度難聴レベルになれば、**耳鼻咽喉科の15条指定医に書類を書いてもらうこと**

聴覚障害には１級がない？

障害の等級	障害の状態
2級	両耳の聴力レベルがそれぞれ平均100デシベル以上（ほとんど聞こえないか、全然聞こえない）
3級	両耳の聴力レベルがそれぞれ平均90デシベル以上（耳介に接しないと大声でも聞き取れない）
4級	両耳の聴力レベルがそれぞれ平均80デシベル以上（耳介に接しないと聞き取れない。普通に話す声を両耳で聞いたとき、最高でも明瞭度が平均50%以下）
6級	両耳の聴力レベルがそれぞれ平均70デシベル以上（40cm以上の距離の会話が聞き取れない）。片耳の聴力レベルが平均90デシベル以上、反対側が平均50デシベル以上

で、補聴器がひとつもらえます。なかなか煩雑な書類ではありますが、私もよく申請書を書きます。

そうやって、使えるものは何でも使って、少しでも「よい聞こえ」を手に入れましょう。そのうえで、耳鳴り&難聴リセット法のセルフケアで改善の方向を目指しましょう。

ほとんど聞こえないか、全然聞こえないと、障害2級と認定されます。「1級」がないことを不思議に思われたかもしれません。実は、耳鼻科の障害者認定では2級までです。**目の障害には1級があるのに耳にないのは、目のほうが耳よりも大事だと思われ難聴が軽視されているからだ**と、私としては大いに不満に思っています。

2級と3級は「重度難聴」なので、重度難聴用の補聴器が支給されます。60〜70デシベルぐらいが聞こえるような補聴器です。でも、60〜70デシベルが聞こえるようになったぐらいでは、日常生活には足りません。ですから、補聴器を使いながら耳鳴り&難聴リセット法のケアもしっかりやって、なんとかコミュニケーションをとれるようにすることを目指していただきたいと思います。

難聴が進み始めた人が4級ぐらいです。不思議なことに、「5級」もありません。難聴が軽い人が6級です。

4級と6級は「高度難聴」ですが、すごく簡単な40デシベルぐらいの補聴器しかもらえません。

補聴器の上手な使い方

繰り返しになりますが、補聴器は着けっぱなしにする必要はありません。

特に夏は、補聴器の着けっぱなしで耳が蒸れます。補聴器を着けていて「かゆくなった」という患者さんの約半分の人は外耳炎になっています。

なにより、補聴器は文字どおり「補う」ものですから、あくまでも主体は　自分の耳。それで足りない分を補ってください。

補聴器の取り外しは、やさしくやってください。乱暴にやると、耳を傷つけます。なぜかお年を召した人ほど乱暴に取る傾向があるので、どうかやさしく取ってください。

「人工内耳」はもっと普及していい

聴覚障害2級で、補聴器の効果がない人は、「人工内耳」を検討してもいいでしょう。人工内耳は人工臓器で、手術で耳の奥などに埋め込む部分と、音をマイクで拾って耳に埋め込んだ部分へ送る体外部からなります。それを通すと機械的に合成された音が聞こえてきます。

私が信州大学にいた頃、信州大学病院は人工内耳の手術では先端を走っていました。私はそこからアメリカに留学させてもらい、日本と違って毎日のように人工内耳手術をしている医療現場を目の当たりにしました。

かつて日本では、子どもにしか人工内耳の手術をしていませんでしたが、今は違います。**国の「高額療養費」の制度などを使うと、ほとんど金銭的な負担なくできる手術**なので、私は成人にも小児にも、人工内耳がもっと広まってほしいと思っています。

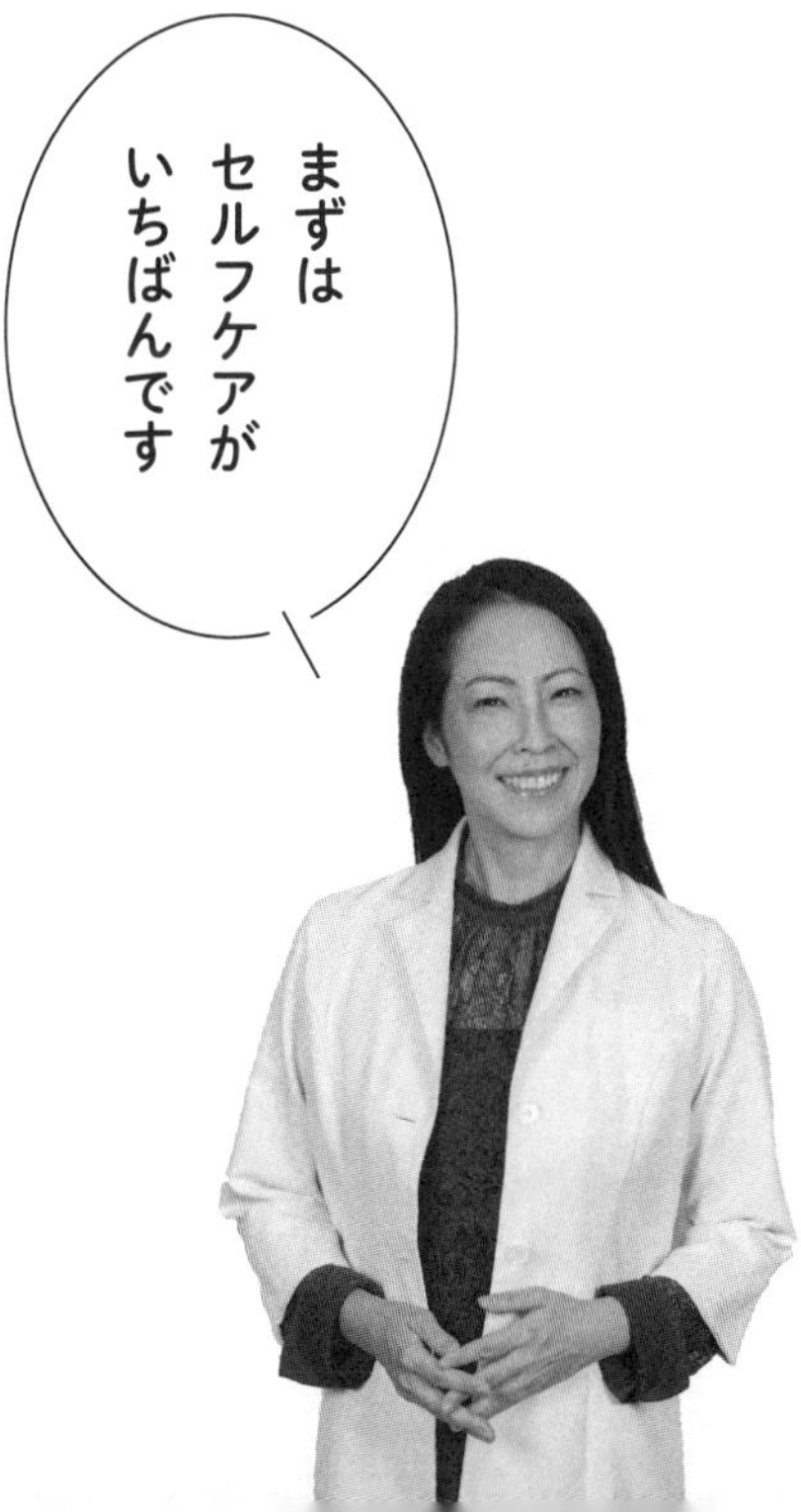

おわりに

「耳のアンチエイジング」で人生もアンチエイジングする

たまに、90歳を過ぎているのに抜群の聴力の持ち主に会うことがあります。きっと耳を大切にしてこられたのでしょう。素晴らしいと思います。

「いい耳」というのは、どんな財産にも勝る宝物です。耳のいいおじいちゃんやおばあちゃんを持った家族もまた、幸せに違いありません。財産を残すよりも、最期までいい耳で楽しく寿命をまっとうしてくれるほうが、家族もうれしいかもしれません。ご友人もそうです。どちらかが聞こえなくなって前のようにおしゃべりができなくなったら、どんなに寂しいことでしょう。

本書では、医学博士、漢方医、そしてアンチエイジングにも関わる医師というプロの視点から、いろいろなことをお伝えしてきました。

「大事な人が一日でも長く、その人らしくあるように」と願い、そのために耳を大切にしてほしいと願ってのことです。

難聴が始まった人でも、耳鳴り&難聴リセット法によって耳のアンチエイジングは絶対に可能になります。耳がよくなれば、難しくなりかけていたコミュニケーションも元に戻り、人生が再び楽しくなってきます。まさに人生のアンチエイジングです。難聴で悩んでいる人は、けっしてあきらめないでください。一生懸命に生きてきて、最後の数十年が寂しいものであってはならないのです。


これまでに1万人の耳の悩みを解決して、「耳の名医」だといわれている私ですが、自分の努力で名医になったわけではありません。ここまで育ててくれたのは患者さんです。ですから、**自分は「患者が作った耳の名医」**だと思っています。

最後に、私が医師として、クリニック以外の所でやっている活動について紹介させていただきます。そこで出会った患者さんたちもまた、医師としての私を育ててくれた人たちです。

フィリピンでのボランティア医療

私は2013年から8年間（コロナ禍で中断するまで）、「フィリピン医療を支える会」にボランティアで参加し、スラムで診療を続けていました。2日間で150名を超える患者さんを診察します。

急性中耳炎、外耳炎、石のようになった耳垢による鼓膜穿孔《こまくせんこう》、アレルギー性鼻炎、喘息《ぜんそく》、甲状腺腫瘍、ケガや虫さされを放置した結果のひどい顔面外傷、爪が剝がれ感染して腫れ上がった手足。持参した薬は瞬く間になくなります。

もっともっとと思いつつ、たった1日で過酷な運命から救い出せるわけもなく、私のやっていることは無駄なのか、意味のない愛なのかと心が折れそうになったこともありました。

ある日のことです。3歳の女の子の鼓膜にはゴミが刺さっていました。そのゴミを取ろうとすると、女の子は激痛と恐怖で耳を押さえて泣き叫びます。そんな子どもを抱きしめた若い母親は「ドクター、もういいです」と言いました。ゴミを残しておいたら感染が広がって、髄膜炎《ずいまくえん》のリスクもあり命に関わると話しても、わかってもらえませんでした。無力感、やるせなさが私を包みました。考えてみたら、私は何様なんだろう。何歳まで生きれば、どんなふうになれたら、いい人生といえるんだろう。たとえ人生が短くても、家族と笑って、まずまず暮らせるなら、それでいいのかもしれない。私のやっていることに意味はないのかもしれない。

「グッドラック！」

そう言って、私は多めに抗生物質を渡していったんは引き下がりました。

でも、思い直しました。「この子は違う！」と思ったのです。

「希望を見失っているから、将来のチャンスがあるのに手に入れようとしない。これまでの、たくさんの絶望が母親にそう思わせたとしても、一生に一回のこの診療で何か変わるかもしれない！」

私は母親に向かって叫びました。

「この子を本当に思って言ってるんだよ！　信じて大丈夫だよ！　お願いだから病院へ行って！」

とうとう母親は救急車に乗ってくれました。怖くないことがわかって、眉間のしわを緩めた子どもを抱きながら、母親は車内から「ありがとう、ドクター」と言ってくれました。

こちらこそありがとう、救われました。無駄な愛なんてない、無駄な行為なんてない、受け取ってくれてありがとう。そんな意味を込めて、私は「グッドラック！」を返しました。

ボランティアも診療もしてあげるのではなく、させてもらっているのだと実感します。

相手を思って送る愛は、届けるタイミングが合えば、お互いの人生を変えるかもしれないパワーを持っているのだ、と信じ続けたいと思います。

読者のみなさんに対しても同じです。どうか本書の耳鳴り＆難聴リセット法で人生を変えてください。

多くの人の耳の悩みを解決したい

地域のドクターでありたいと思っている私は、往診もしています。実を言うと、クリニックのある神奈川県の横浜市中区で往診する耳鼻科医は私だけです（本書執筆時)。

地域の往診(予定外の往診)には週に1回必ず行っています。

また、クリニックの近くにある簡易宿所の多い街にも月に1回通っています。そこに宿泊している人のほとんどが生活保護受給者です。どうしても耳のことは後回しになってしまうのでしょう。ですから、クリニックの昼休みにこちらから回らせてもらっています。

老人ホームにも3~4カ月に1回は行って、耳の状態を診て、耳のゴミを取っています。

みなさん、最初は半信半疑のご様子でしたが、少しずつ耳鳴り&難聴リセット法に親しんでくださり、それぞれのペースで楽しい毎日を取り戻しています。

本気で「かかりつけ医」になるのであれば、クリニックで待っているだけではダメだと思っていますし、私は往診を嫌がらない医師であり続けたいと思っています。何より、患者さんたちに常に明るく接することで垣根をなくそうと心がけています。

どうかみなさんにも病院を嫌がらないでいただきたいと切に願っています。そのために、こうして本を書かせてもらったり、ネットで発信したり、本やネットを見ない人にはテレビで、テレビを見ない人にはラジオを使って、ありとあらゆる方法で呼びかけています。

あなたの身体を、あなたが守る。自分らしく人生をまっとうしていくために、身体のケアを、そして耳のケアをどうか続けてください。


この本を読んでくださり、ありがとうございます。

ご家族やお友達、大事な方の声や心地いい音が、いつまでもその耳に届きますように。


馬車道木村耳鼻咽喉科クリニック 院長 木村至信

1万人の耳の悩みを解決した医師が教える
耳鳴りと難聴のリセット法

発行日　2023年10月11日　第1刷
発行日　2024年11月20日　第25刷

著者　木村至信

本書プロジェクトチーム
編集統括　柿内尚文
編集担当　小林英史
編集協力　深谷恵美、飯田みか
カバーイラスト　山内庸資
本文イラスト　仲村れとろ、石玉サコ
カバーデザイン　井上新八
本文デザイン　菊池崇、櫻井淳志（ドットスタジオ）
撮影　松永直子
モデル　牧村春花（ジャズモデルエージェンシー）
校正　植嶋朝子
協力　小林笑美、安彦勝利（株式会社ホリプロ）

営業統括　丸山敏生
営業推進　増尾友裕、綱脇愛、桐山敦子、相澤いづみ、寺内未来子
販売促進　池田孝一郎、石井耕平、熊切絵理、菊山清佳、山口瑞穂、吉村寿美子、矢橋寛子、遠藤真知子、森田真紀、氏家和佳子
プロモーション　山田美恵

編集　栗田亘、村上芳子、大住兼正、菊地貴広、山田吉之、大西志帆、福田麻衣、小澤由利子
メディア開発　池田剛、中山景、中村悟志、長野太介、入江翔子、志摩晃司
管理部　早坂裕子、生越こずえ、本間美咲
発行人　坂下毅

発行所　株式会社アスコム

〒105-0003
東京都港区西新橋2-23-1　3東洋海事ビル
TEL：03-5425-6625

印刷・製本　中央精版印刷株式会社

Printed in Japan ISBN 978-4-7762-1306-2